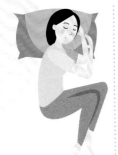

睡眠呼吸障碍临床300问

主　审　康　健

主　编　王　玮　王　蓓

编　者（按姓氏汉语拼音排序）

陈　彦（山西医科大学第二医院）

高晓玲（山西医科大学第二医院）

黄　红（中国医科大学附属第一医院）

康　健（中国医科大学附属第一医院）

孔德磊（中国医科大学附属第一医院）

李文扬（中国医科大学附属第一医院）

欧　琼（广东省人民医院）

乔　燕（山西医科大学第二医院）

秦　铮（中国医科大学附属第一医院）

申　慧（中国医科大学附属第一医院）

唐海英（大连医科大学附属第一医院）

王　蓓（山西医科大学第二医院）

王　玮（中国医科大学附属第一医院）

徐家欢（中国医科大学附属第一医院）

人民卫生出版社

·北京·

图书在版编目（CIP）数据

睡眠呼吸障碍临床300问 / 王玮，王蓓主编. —北京：人民卫生出版社，2023.12
ISBN 978-7-117-35393-9

Ⅰ.①睡… Ⅱ.①王… ②王… Ⅲ.①睡眠 — 呼吸困难综合征 — 诊疗 — 问题解答 Ⅳ.① R563.8-44

中国国家版本馆 CIP 数据核字（2023）第 188193 号

人卫智网	**www.ipmph.com**	医学教育、学术、考试、健康，购书智慧智能综合服务平台
人卫官网	**www.pmph.com**	人卫官方资讯发布平台

睡眠呼吸障碍临床 300 问
Shuimian Huxi Zhang'ai Linchuang 300 Wen

主　　编：王　玮　王　蓓
出版发行：人民卫生出版社（中继线 010-59780011）
地　　址：北京市朝阳区潘家园南里 19 号
邮　　编：100021
E - mail：pmph@pmph.com
购书热线：010-59787592　010-59787584　010-65264830
印　　刷：北京华联印刷有限公司
经　　销：新华书店
开　　本：787×1092　1/32　印张：8.5　插页：4
字　　数：163 千字
版　　次：2023 年 12 月第 1 版
印　　次：2024 年 1 月第 1 次印刷
标准书号：ISBN 978-7-117-35393-9
定　　价：58.00 元

打击盗版举报电话：010-59787491　E-mail：WQ@pmph.com
质量问题联系电话：010-59787234　E-mail：zhiliang@pmph.com
数字融合服务电话：4001118166　E-mail：zengzhi@pmph.com

主审简介

康 健

二级教授,主任医师,博士研究生导师,博士后合作导师,享受国务院政府特殊津贴专家,中国医科大学呼吸疾病研究所所长。

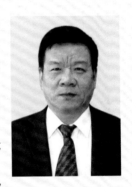

曾留学日本千叶大学并短期在英国牛津大学学习。

专业特长:呼吸系统常见病及疑难危重症疾病。

研究方向:慢性气道疾病、睡眠呼吸障碍、呼吸危重症、呼吸系统感染。

兼任 *Journal of Translational Internal Medicine*、《中国实用内科杂志》主编,《中华结核和呼吸杂志》《国际呼吸杂志》副主编。

获国家科学技术进步奖二等奖 1 次,中华医学科技奖 3 次,教育部科学技术进步奖 1 次,辽宁省科技进步奖 7 次。发表学术论文 600 余篇,其中 SCI 收录 70 余篇,累计影响因子 500 余点,SCI 杂志他引 3 000 余次。主编学术专著 7 部,培养博士研究生 50 余名。

主编简介

王 玮

教授,主任医师,博士研究生导师,博士后合作导师,中国医科大学附属第一医院呼吸与危重症医学科主任。

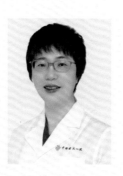

专业特长:呼吸系统常见病及疑难危重症疾病。

研究方向:慢性气道疾病、睡眠呼吸障碍、介入呼吸病学、呼吸系统感染。

兼任中华医学会呼吸病学分会常务委员,中国医师协会呼吸医师分会副会长,中国老年医学学会睡眠医学分会副会长,辽宁省医学会呼吸分会候任主任委员,辽宁省医师协会内科医师分会副会长,辽宁省新冠肺炎医疗救治专家组组长。

近年承担国家和省部级基金 15 项,发表论著 100 余篇,其中 SCI 收录 60 余篇,主编、参编专著 20 余部。

获中华医学科技奖医学科学技术奖二等奖 1 次、中国医药教育协会科学技术奖科技创新奖二等奖 1 次、辽宁省科技进步奖二等奖 2 次。

被评为"中国好医生"抗疫特别人物、辽宁省三八红旗手、辽宁省"兴辽英才计划"百千万人才工程领军人才、"辽宁省优秀科技工作者"、"辽宁省特聘教授"、首届"辽宁青年名医"、"辽宁省优秀青年骨干教师"等,入选辽宁省"百千万人才工程""百"层次,获得全国五一劳动奖章。

王 蓓

　　教授,主任医师,博士研究生导师,山西省睡眠医学诊疗中心／山西医科大学第二医院睡眠医学科主任,山西医科大学第二医院职业病科主任。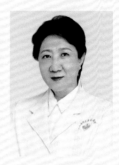

　　专业特长:呼吸系统常见病及疑难危重症疾病、职业性肺病。

　　研究方向:睡眠呼吸障碍、职业性肺病及肺康复。

　　兼任中华预防医学会职业病专业委员会尘肺影像学组委员,中国医师协会睡眠医学专业委员会常务委员,中国老年学和老年医学学会睡眠科学分会常务委员,中国研究型医院学会睡眠医学专业委员会常务委员,中国睡眠研究会理事,山西省医师协会睡眠医学专业委员会主任委员,山西省康复医学会呼吸康复专业委员会副主任委员。

　　作为项目负责人承担国家自然科学基金面上项目 1 项及多个省部级课题,获山西省科学技术进步奖二等奖 5 次、三等奖 3 次。发表论文 113 篇,其中 SCI 收录 28 篇。

　　2018 年获山西省首届"三晋英才"拔尖骨干人才、山西省首届好医生,2019 年获全国"白求恩式好医生"提名。

序　言

人的一生大约有 1/3 的时间是在睡眠中度过的。睡眠中,机体处于低代谢状态,使体力和精力得以恢复。然而,有些疾病却在睡眠中发生,睡眠呼吸障碍的代表性疾病"睡眠呼吸暂停综合征"就是其一。1956 年,Burwell 等人首先报告了具有肥胖、嗜睡、周期性呼吸等主征的 Pickwickian 综合征,提出了肥胖低通气综合征的概念。此后,Gastaut 根据多导生理记录仪的描记结果,将睡眠时的呼吸暂停分为阻塞性、中枢性和混合性三种。此间,各国学者对睡眠中发生呼吸障碍这一病态的命名颇多,直至 1976 年,Guilleminault 提出了"睡眠呼吸暂停综合征"(sleep apnea syndrome,SAS)的概念及其诊断标准,这一命名和诊断标准被众多学者接受。20 世纪 70 年代后期开始,睡眠呼吸暂停综合征引起了全球医学界的重视。随着多导睡眠监测仪的开发、完善和普及,人们对本病的认识逐步深入,治疗上也取得了长足的进展。科学技术的不断发展和知识探索步伐的迅猛前行,推动睡眠医学(sleep medicine)作为涉及多领域的一门新兴学科迅速发展和成熟起来。

我国睡眠呼吸暂停综合征的临床工作始于 20 世纪 80 年代初期。北京协和医院呼吸内科黄席珍团队率先对该病进行了诊断。进入 20 世纪 90 年代,我国在该领域的基础研究和临床诊治工作蓬勃发展。2000 年,中华医学会呼吸病学分会建立了睡眠学组,此后陆续发表了《阻塞性睡眠呼吸暂停低通气综合征诊治指南(草案)》《睡眠呼吸暂停与心血管疾病专家共识》《阻塞性睡眠呼吸暂停与糖尿病专家共识》等重要文献。2009 年,由何权瀛、陈宝元担任主编,国内从事睡眠工作的诸多专家联合撰写的《睡眠呼吸病学》专著出版。目前,睡眠呼吸疾病的诊治已成为我国呼吸与危重症医学科必备的亚专科。

国内外的流行病学资料表明,阻塞性睡眠呼吸暂停低通气综合征患病率为 2%~4%,该病不但降低生活质量,还可引起多种并发症,严重者可危及生命,必须给予足够的重视,呼吸与危重症医学科及相关学科的医生很有必要熟知本病。为了更有效地普及睡眠呼吸障碍的预防和规范化诊治相关知识,王玮和王蓓两位教授组织中国医科大学附属第一医院、山西医科大学第二医院及其他医院的部分专家,采用问答的书写模式,编写了《睡眠呼吸障碍临床 300 问》。本书形式新颖、文字简洁,内容直面临床问题及重要相关知识,非常适合临床医生在医疗实践中遇到问题时见缝插针式的阅读。全书分为十章,涉及必备基础知识、疾病分类、临床诊断、疾病对各系统的影响、治疗等,提出的问题针对性强,问题的解答言简意赅,可视为一本实用易读、要点精练的临床口袋书,有助于相关学科医生提高对睡眠呼吸障碍的诊治水平。

康　健

2023 年 10 月

前　言

20世纪60年代，法国和德国学者最先发现了睡眠呼吸暂停现象。20世纪80年代以来，睡眠医学作为一门新兴的交叉学科逐步发展起来，睡眠呼吸障碍也成为睡眠医学中的重要疾病之一。《2022中国国民健康睡眠白皮书》显示，在我国约3亿人患有睡眠障碍，1.76亿人患有睡眠呼吸障碍。由于这些疾病主要发生于睡眠时，很容易被忽视，因此被称为"健康的隐形杀手"。睡眠呼吸障碍不仅会引起睡眠质量和血氧下降，也可以引起白日症状，如白日疲乏、嗜睡、认知障碍，甚至导致交通事故，还会导致高血压、2型糖尿病、冠心病、老年痴呆、肿瘤、抑郁等多种并发症，因此常被称为"多种慢病的源头疾病"。如果不给予治疗，病死率可达13%；如果能及时诊治，可以减轻甚至逆转并发症。因此，科学认识、规范诊治睡眠呼吸障碍十分必要。

为了方便学习、掌握睡眠呼吸障碍的诊治要点，本书结合近年来睡眠呼吸障碍领域的新进展，以一问一答的形式编写，基本内容涵盖睡眠呼吸生理、睡眠呼吸障碍定义、睡眠呼吸障碍诊断等问题，并分别针对睡眠呼吸障碍与其他呼吸系统疾病、心血管疾病、脑血管疾病、精神心理疾病、消化系统疾病、肿瘤等的关系进行了梳理，精心总结了睡眠呼吸障碍的有效治疗方法。

本书的编写得到了各位编者的大力支持，在此表示深深的感谢！由于睡眠呼吸障碍领域的研究还在不断进展和更新，本书中的阐述难免有不足之处，请各位老师不吝赐教。

王玮　王蓓

2023年10月

缩略语

缩略语	英文全称	中文全称
AD	Alzheimer's disease	阿尔茨海默病
ADP	adenosine diphosphate	二磷酸腺苷
AHI	apnea hypopnea index	呼吸暂停低通气指数
AI	apnea index	呼吸暂停指数
ATP	adenosine triphosphate	三磷酸腺苷
BCG	ballistocardiogram	心冲击图
BDNF	brain derived neurotrophic factor	脑源性神经生长因子
BiPAP	bi-level positive airway pressure	双水平气道正压
BMI	body mass index	体重指数
complex SA	complex sleep apnea	复杂性睡眠呼吸暂停
COPD	chronic obstructive pulmonary disease	慢性阻塞性肺疾病
CPAP	continuous positive airway pressure	持续气道正压通气

续表

缩略语	英文全称	中文全称
CPC	cardiopulmonary coupling	心肺耦合
CSA	central sleep apnea	中枢性睡眠呼吸暂停
CSAS	central sleep apnea syndrome	中枢性睡眠呼吸暂停综合征
EDS	excessive daytime sleepiness	白日嗜睡
ESS	Epworth Sleepiness Scale	艾普沃斯嗜睡量表
FVC	forced vital capacity	用力肺活量
GERD	gastroesophageal reflux disease	胃食管反流病
HI	hypopnea index	低通气指数
HIF-1α	hypoxia-inducible factor 1α	低氧诱导因子 -1α
HST	home sleep test	家庭睡眠监测
5-HT	5-hydroxytryptamine	5- 羟色胺
ICSD-3	international classification of sleep disorders，3rd edition	睡眠障碍国际分类第 3 版
IL-1	interleukin-1	白介素 -1
IL-6	interleukin-6	白介素 -6

续表

缩略语	英文全称	中文全称
IPF	idiopathic pulmonary fibrosis	特发性肺间质纤维化
MAD	mandibular advancement device	下颌前移器
MCI	mild cognitive impairment	轻度认知功能损害
NF-κB	nuclear factor-κB	核因子 κB
NREM	non-rapid eye movement	非快速眼动
OCST	out of center sleep testing	睡眠中心外睡眠监测
OSA	obstructive sleep apnea	阻塞性睡眠呼吸暂停
OSAHS	obstructive sleep apnea hypopnea syndrome	阻塞性睡眠呼吸暂停低通气综合征
$PaCO_2$	arterial partial pressure of carbon dioxide	动脉血二氧化碳分压
PM	portable monitor	便携睡眠监测
PPG	photoplethysmography	光学体积描记术
PSG	polysomnography	多导睡眠监测
PPT	pulse propagation time	脉搏传导时间
RDI	respiratory disturbance index	呼吸紊乱指数

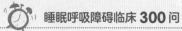

续表

缩略语	英文全称	中文全称
REM	rapid eye movement	快速眼动
RFS	reflux finding score	反流体征评分
SSS	Stanford Sleepiness Scale	斯坦福嗜睡量表
T_{90}	the percentage of the time that oxygen desaturation below 90%	睡眠过程中血氧饱和度低于 90% 的时间占总睡眠时间的百分比
TNF-α	tumor necrosis factor-α	肿瘤坏死因子 -α
TFF2	trefoil factor family 2	三叶因子 2
UPPP	uvulopalatopharyngoplasty	腭垂腭咽成形术
USS	unattended sleep study	无人值守睡眠监测

目　录

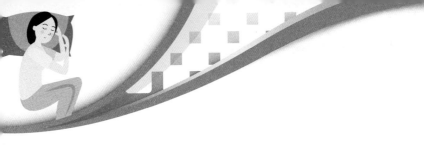

第一章　睡眠呼吸生理

1. 什么是睡眠？

　　睡眠是人体必不可缺的一项重要生理活动，大约占人生的 1/3 时间，表现为一种持续性的、可逆的并伴反应能力减弱和主动行为消失的行为状态。睡眠状态可以迅速转变到觉醒状态，这是睡眠不同于昏迷、麻醉等的一个显著标志。

2. 睡眠的功能是什么？

　　睡眠对于维系生存是必不可少的。大量的动物实验证明，长期剥夺睡眠均导致动物的死亡。几十年来，许多人试图用不同的方法从不同的方面去回答我们为什么需要睡眠。迄今为止，在这个领域中对睡眠的功能尚未形成一致的看法。但目前代表性的观点有：

（1）睡眠可能促进生长和发育：快速眼动（REM）睡眠能促进脑的发育，剥夺新生大鼠的睡眠可以永久性地妨碍单胺能神经元的发育，并导致类似抑郁症的行为改变；生长激素主要在慢波睡眠时分泌，这提示慢波睡眠对机体的发育起重要作用。

（2）睡眠可能保存机体的能量：睡眠可以降低机体的代谢率，睡眠时体温的降低和体表面积的缩小可以减少能量的释放。

（3）睡眠可能恢复脑糖原的储备：脑组织几乎以葡萄糖为唯一的能量来源，而脑内的主要能量储备是脑糖原。研究发现，觉醒时脑的高代谢水平使脑糖原的储备逐渐降低，进而导致脑细胞内三磷酸腺苷（ATP）水平的下降和细胞外腺苷水平的升高，细胞外腺苷水平的升高则引起非快速眼动（NREM）睡眠，而 NREM 睡眠的基本功能就在于恢复脑糖原的水平。

（4）睡眠可能促进记忆的巩固：NREM 睡眠时记忆痕迹的反复激活导致记忆回放的逐渐增强，REM 睡眠时基因表达则进一步导致记忆的巩固。尽管我们至今仍不了解睡眠是否有一种基本的或主要的功能，然而睡眠对维持生命的重要意义是毋庸置疑的。

正常的睡眠 - 觉醒周期是由哪些部分构成的?

正常的睡眠 - 觉醒周期分为觉醒期和睡眠期。根据睡眠过程中的脑电活动表现、眼球运动以及肌张力的变化,可以将睡眠分为两种不同的时相,即 REM 睡眠期和 NREM 睡眠期,NREM 睡眠期又进一步分为 N_1 期、N_2 期和 N_3 期。

 正常的睡眠结构是怎样的?

一夜正常的睡眠通常包括 4~6 个连续的 REM 睡眠和 NREM 睡眠循环周期。一般来说,在入睡后首先进入 NREM 睡眠,并迅速从 1 期进入 2 期、3 期睡眠。在 NREM 期持续 80~120 分钟后进入 REM 期,形成 REM 与 NREM 交替循环。在正常成人每个昼夜睡眠总时间中,REM 睡眠占 20%~25%,NREM 睡眠占 75%~80%。

 调控睡眠的因素主要有哪些?

睡眠的调控主要包括睡眠稳态、睡眠昼夜节律以及睡眠次昼夜节律的调控。在正常情况下,某一时间的睡眠倾向是由这三方面因素协同调控的,睡眠稳态对睡眠的调控非常重要。睡眠剥夺后,睡眠时间会延长,而睡眠深度也会随之加深。

生物体与自然昼夜交替大致同步的生理活动周期性的改变称为昼夜节律。睡眠节律受昼夜节律的调控。昼夜节律提高了夜间睡眠以及白天觉醒的倾向。REM 睡眠以及 NREM 睡眠的周期性转换是睡眠调节过程中的一个重要因素,其同样受到昼夜节律的调控,称之为次昼夜节律。

6. 正常 REM 期和 NREM 期睡眠的特点是什么?

REM 期睡眠又称为快波睡眠,也属于深度睡眠期。REM 期睡眠脑电活动情况与清醒时十分相似,呼吸浅快而不规则,心率增快,血压波动,体温调节功能丧失,除了眼球运动和呼吸运动的持续活动外,四肢和躯干的肌肉几乎处于完全松弛状态。目前研究认为,REM 期睡眠是保证睡眠连续性的关键。而 NREM 期睡眠又称慢波睡眠,这一时期的特点主要为全身代谢减慢、呼吸平稳、心率减慢、血压下降、体温降低、肌张力降低,无明显的眼球运动。

7. 不同年龄段人群中睡眠构成有差异吗?

睡眠的年龄特征非常明显。人类睡眠发育过程中的一些改变是动物睡眠发育过程中的普遍现象。随着年龄的增长,总的睡眠时间逐渐减少。另外,随着年龄的增加,深睡眠逐渐减少,浅睡眠则逐渐增多。其机制目前尚不清楚。新生儿每天平均睡眠时间为 18 小时,出生 6 个月后每天平均睡眠时间为 13 小时,儿童期(2~12 岁)每天平均睡眠时间为 10~12 小时,12~18 岁为 9~10 小时,成人一般在 7~8 小时,60 岁以上老年人平均睡眠时间为 5~7 小时。总之,睡眠时间随着个体发育和年龄增长而变化。随着发育过程,尤其是脑发育过程,睡眠结构是逐渐完善的。

 正常情况下,不同睡眠 - 觉醒时相会出现怎样的脑电频率改变?

根据脑电波频率的不同,脑电波分为 δ 波(0.5~3.0Hz)、θ 波(4~7Hz)、α 波(8~13Hz)、β 波(14~30Hz)以及 γ 波(30Hz 以上)。在觉醒时相,脑电波主要表现为 β 波节律,在闭目安静状态下可出现 α 波节律。

 睡眠 - 觉醒周期受神经调控吗?

目前研究认为,睡眠 - 觉醒活动的发生依赖于脑内多种神经元系统兴奋性的周期性变化。促进觉醒的神经元系统可能包括脑干网状结构内的谷氨酸能神经元、基底前脑和脑干的胆碱能神经元、脑干的去甲肾上腺素能神经元、5- 羟色胺(5-HT)能神经元、多巴胺能神经元系统以及下丘脑的增食欲素系统等。而促进睡眠发生的神经元系统包括 γ- 氨基丁酸能神经元、中脑及脑干的去甲肾上腺素能神经元、5-HT 能神经元等。

10. 睡眠时间多长适合？

人的睡眠需要时间存在个体差异，80% 以上的成人平均每天睡眠时间为 6.5～8.5 小时。少数人为短睡眠者，每天只需要 4～5 小时的睡眠；还有一部分人每天睡眠 8～9 小时，无任何不适，属于长睡眠者。只要睡眠后感觉良好、精力充沛，睡眠时间长短不需要特殊关注。目前发现，7 小时的睡眠人群脑血管病的发生风险最低。

11. 睡眠 - 觉醒周期中呼吸是如何变化的？

在整个睡眠 - 觉醒周期中，呼吸节律的变化十分显著。在觉醒状态下，呼吸节律明显受到机体活动状态的影响；而在睡眠时相，呼吸节律变得深慢。REM 期较易出现呼吸节律的异常，提示 REM 期睡眠是呼吸紊乱的危险因素之一。也就是说，REM 期睡眠过多者可能易发生睡眠呼吸暂停。

睡眠 - 觉醒周期中呼吸的中枢调节如何进行?

呼吸功能的中枢调节系统分为自主调节系统和行为调节系统。觉醒时相呼吸的调节由两种系统协同完成;而在睡眠时相,行为调节系统活动减弱,这时呼吸系统的调节主要依赖于自主呼吸调节系统来完成。

13. 睡眠时呼吸功能怎样变化?

正常情况下,不同睡眠时相对呼吸调节功能的影响是不一样的。在 NREM 期,行为调节功能几乎丧失,中枢及外周化学感受器对低氧及高碳酸的敏感性明显下降,对呼吸负荷的代偿能力下降。REM 期睡眠时相,肺部通气量则进一步降低,呼吸节律不规则,呼吸频率、潮气量以及血氧水平均有较大范围的波动。正常情况下,尽管睡眠时相呼吸的自主调节机制有减弱的趋势,但机体仍然能够维持正常的生理需要。

14. 睡眠对中枢化学感受器的影响有哪些?

脑脊液和动脉血中 O_2、CO_2 以及酸碱度水平是呼吸驱动的主要因素。从觉醒向 NREM 期睡眠转变时,呼气末 CO_2

分压增加 2~3mmHg(1mmHg=0.133kPa);REM 期持续增加 2~3mmHg。由于睡眠时相中枢化学感受器对 CO_2 的敏感度降低,睡眠时通常肺通气下降。

15. **睡眠对上气道肌肉的影响是怎样的?**

正常情况下,上气道的开放主要是由上气道骨性结构、上气道神经肌肉调控和气道内负压的协同作用维持的。上气道扩张肌的收缩是维持上气道开放的重要力量,上气道塌陷与否主要取决于上气道扩张肌的收缩能力。上气道肌肉在觉醒时相兴奋性最高,睡眠时相逐渐减弱,尤其在 REM 期其抑制作用更加明显。

16. **睡眠时缺氧如何刺激呼吸?**

睡眠时缺氧对呼吸的刺激作用是相对迟钝的。研究发现,清醒状态下男性较女性对缺氧的反应更为敏感,但在 NREM 期睡眠时相缺氧对呼吸的刺激作用是下降的;但女性在清醒和 NREM 期睡眠时相,缺氧对呼吸的刺激作用是类似的。其可能机制目前尚不清楚。可能与激素分泌水平相关。

17. 睡眠时高碳酸对呼吸的刺激作用如何？

高碳酸对呼吸的刺激作用在睡眠时相也会下降，在 REM 期睡眠时相最为迟钝。而缺氧情况下，女性高碳酸血症对呼吸的刺激作用在 NREM 期睡眠时相和觉醒期没有显著差异。当呼气末 CO_2 分压超过正常范围 15mmHg 时会促使机体从睡眠中觉醒。同时并发的缺氧可以增加机体对高碳酸的敏感性。

18. 睡眠时相呼吸肌功能是如何变化的？

机体从直立位变为卧位时由于腹压的增加可使胸壁扩张能力下降，功能残气量显著降低。REM 期睡眠时相中上气道肌群以及肋间肌会出现睡眠相关张力下降导致胸壁顺应性降低。呼吸肌张力降低、高碳酸血症以及中枢化学感受器对低氧高碳酸敏感性降低均会导致 REM 期通气功能降低，易发生低通气。

（秦　铮　唐海英）

参考文献

[1]　KRUEGER J M，FRANK M G，WISOR J P，et al.
　　　Sleep function：Toward elucidating an enigma [J]. Sleep

Med Rev,2016,28:46-54.

[2] BATHORY E,TOMOPOULOS S. Sleep regulation, physiology and develpoment,sleep duration and patterns,and sleep hygiene in infants,toddlers,and preschool-age children [J]. Curr Probl Pediatr Adolesc Health Care,2017,47(2):29-42.

[3] BARBATO G. REM sleep：An unknown indicator of sleep quality [J]. Int J Environ Res Public Health, 2021,18(24):12976.

[4] OHAYON M M,CARSKADON M A,GUILLEMINAULT C,et al. Meta-analysis of quantitative sleep parameters from childhood to old age in healthy individuals： Developing normative sleep values across the human lifespan [J]. Sleep,2004,27(7):1255-1273.

[5] SANCHEZ R E A,DE LA IGLESIA H O. Sleep and the circadian system：The latest gossip on a tumultuous long-term relationship [J]. Neurobiol Sleep Circadian Rhythms,2021,10:100061.

[6] WANG R F,GUO H,JIANG S Y,et al. Control of wakefulness by lateral hypothalamic glutamatergic neurons in male mice [J]. J Neurosci Res,2021,99(6): 1689-1703.

[7] SVENSSON T, SAITO E, SVENSSON A K,et al. Association of sleep duration with all-and major-cause mortality among adults in Japan,China,Singapore,and

Korea [J]. JAMA Netw Open, 2021,4(9):e2122837.

[8] TRINDER J,PADULA M,BERLOWITZ D,et al. Cardiac and respiratory activity at arousal from sleep under controlled ventilation conditions [J]. J Appl Physiol (1985), 2001,90(4):1455-1463.

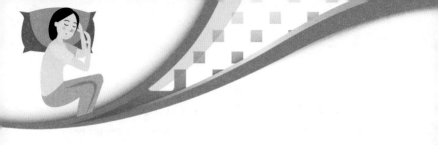

第二章　睡眠呼吸障碍的分类

 19. **睡眠障碍目前如何分类?**

在 2014 年美国睡眠医学会发布的《睡眠障碍国际分类（第 3 版）》（ICSD-3）中，将睡眠障碍疾病分为以下七类：①失眠；②睡眠呼吸障碍；③中枢性过度嗜睡障碍；④睡眠 - 觉醒昼夜节律障碍；⑤异态睡眠；⑥运动相关睡眠障碍；⑦其他睡眠障碍。

20. **什么是睡眠呼吸障碍?**

睡眠呼吸障碍又称为睡眠相关呼吸疾病，广义来讲，是指发生在睡眠中的异常或病态呼吸事件达到规定标准的疾病。2014 年美国睡眠医学会发布的 ICSD-3 中，睡眠呼吸障碍作为第二大类睡眠障碍疾病，具体可分为：

（1）**阻塞性睡眠呼吸暂停**：包括成人阻塞性睡眠呼吸暂停、儿童阻塞性睡眠呼吸暂停。

（2）**中枢性睡眠呼吸暂停综合征**：包括系统性疾病所致中枢性睡眠呼吸暂停不伴陈 - 施呼吸、中枢性睡眠呼吸暂停伴陈 - 施呼吸、高原周期性呼吸所致中枢性睡眠呼吸暂停、药物或毒物所致中枢性睡眠呼吸暂停、原发性中枢性睡眠呼吸暂停、婴儿原发性中枢性睡眠呼吸暂停、早产儿原发性中枢性睡眠呼吸暂停、治疗后中枢性睡眠呼吸暂停。

（3）**睡眠相关肺泡低通气症**：包括肥胖低通气综合征、先天性中枢性肺泡低通气综合征、迟发型中枢性肺泡低通气伴下丘脑功能障碍、特发性中枢性肺泡低通气、药物或毒物所致睡眠相关肺泡低通气、疾病所致睡眠相关肺泡低通气。

（4）**睡眠相关低氧血症**：由全身或神经系统疾病所致的睡眠低氧性疾病，可以继发于气道疾病、肺实质疾病、胸壁疾病、肺血管疾病和神经肌肉疾病等多种与呼吸相关疾病。

（5）**单独症候群和正常变异**：包括打鼾、睡眠呻吟。

21. 什么是睡眠呼吸暂停？什么是睡眠低通气？

这两者均是指睡眠中发生的一次呼吸障碍事件。

（1）**睡眠呼吸暂停**是指睡眠过程中口鼻呼吸气流消失或明显减弱（较基线幅度下降＞90%），持续时间≥10秒。

（2）睡眠低通气是指睡眠过程中呼吸气流强度（幅度）较基础水平降低 50% 以上，并伴有血氧饱和度较基础水平下降≥3%，持续 10 秒以上，或者呼吸气流较基线水平降低 30% 以上并伴有血氧饱和度下降≥4%，持续时间≥10 秒。

22. **睡眠呼吸暂停事件分几种类型？**

睡眠呼吸暂停事件分为两种类型。①阻塞性睡眠呼吸暂停：睡眠呼吸暂停表现为口鼻气流消失或明显减弱，但胸腹式呼吸仍存在，主要由上气道阻塞引起；②中枢性睡眠呼吸暂停：睡眠呼吸暂停表现为口鼻气流消失或明显减弱，胸腹式呼吸也消失，主要是因为中枢神经系统不能发放有效的呼吸指令所致。

23. **什么是呼吸暂停低通气指数（AHI）？**

AHI 是指平均每小时睡眠呼吸暂停和低通气出现的次数之和。

24. **睡眠呼吸暂停中的低通气（hypopnea）事件与睡眠相关肺泡低通气症中的低通气（hypoventilation）概念是否相同？**

二者概念完全不同。在睡眠呼吸暂停中的低通气是指睡眠过程中呼吸气流强度（幅度）较基础水平降低 50% 以上，并伴有血氧饱和度较基础水平下降 ≥3%，持续 10 秒以上，或者呼吸气流较基线水平降低 30% 以上并伴有血氧饱和度下降 ≥4%，持续时间 ≥10 秒。而睡眠相关肺泡低通气症中低通气是指肺泡通气不足，导致动脉血二氧化碳分压（$PaCO_2$）增高。

 25.　什么是呼吸努力相关觉醒？

呼吸努力相关觉醒是指睡眠过程中由于呼吸障碍导致的觉醒，可以是较长的觉醒而使睡眠总时间缩短，也可以是频繁而短暂的微觉醒。微觉醒是指 NREM 睡眠过程中持续 3 秒以上的脑电图频率改变，包括 α 波、θ 波，或频率大于 16Hz 的脑电波（不包括纺锤波）。

26.　什么是阻塞性睡眠呼吸暂停低通气综合征？

睡眠中反复发生上气道阻塞，使得每夜 7 小时睡眠中睡眠呼吸暂停和低通气反复发作 30 次以上，或 AHI ≥5 次 /h，以阻塞性为主，常伴打鼾、白日嗜睡，称为阻塞性睡眠呼吸暂停（OSA），目前我国称之为阻塞性睡眠呼吸暂停低通气综合征（OSAHS）。

27. 成人 OSAHS 与儿童 OSAHS 有何不同点?

虽然同样是 OSAHS,成人和儿童患者各有特点,不能把儿童 OSAHS 看成是小号成人 OSAHS。它们的主要不同点包括:

(1)从临床特点来看:

1)发病高峰:儿童 OSAHS 和成人 OSAHS 的发病高峰分别为 3~6 岁学龄前儿童、30~50 岁青壮年。

2)性别:儿童 OSAHS 男女比例大致相同,而成人 OSAHS 则男性居多,部分为绝经后妇女。

3)主要病因:儿童 OSAHS 多由扁桃体、腺样体肥大所致,成人 OSAHS 主要见于肥胖、小下颌畸形、肌肉松弛者。

4)嗜睡情况:儿童 OSAHS 白日嗜睡少见,成人 OSAHS 多有白日嗜睡。

(2)从多导睡眠监测结果来看:

1)呼吸事件:儿童 OSAHS 以阻塞性低通气为主,成人 OSAHS 则以阻塞性睡眠呼吸暂停为主。

2)睡眠结构:儿童 OSAHS 基本正常,成人 OSAHS 深睡眠及 REM 睡眠减少。

3)主要治疗:儿童 OSAHS 主要是手术治疗,多数经扁桃体和 / 或腺样体切除可治愈,成人 OSAHS 的一线治疗是持续气道正压通气(CPAP)。

28. OSAHS 发病的主要危险因素都有什么?

（1）**肥胖**:肥胖是 OSAHS 发生的高危因素,在肥胖人群中 OSAHS 的发病率高达 31%,风险比非肥胖人群高 12～30 倍。

（2）**年龄**:患病率随年龄增长而增加,在老年人 OSAHS 的发生率可高达 49%。

（3）**性别**:成人 OSAHS 中男性患病率明显高于女性。在一般人群中,男性发病率为 3%～7%,女性发病率为 2%～5%;Wisconsin 睡眠研究中以 AHI≥5 次 /h 为标准进行诊断时,发现男性和女性的发生率分别为 24% 和 9%;HypnoLaus 睡眠研究也发现了这一性别差异(男性 15%～40%,女性 4%～35%)。另外,女性在绝经期后患病率会明显增加。但在儿童,这一性别差异尚不明确。

（4）**上气道解剖异常**:包括鼻腔阻塞、Ⅱ度以上扁桃体肥大、腺样体肥大、软腭松弛、腭垂过长、舌体肥大、下颌后缩及小颌畸形等,这些因素会引起上气道狭窄,促进 OSAHS 的发生。其中,扁桃体肥大、腺样体肥大常见于儿童 OSAHS 患者。

（5）**OSAHS 家族史**:有研究显示,由于肥胖、面部结构等因素有遗传性,OSAHS 可出现家族聚集性发病。

（6）**长期大量饮酒**:对 14 项临床研究的 meta 分析表明,

OSAHS 的发生与饮酒呈正相关,饮酒者发生 OSAHS 的风险增加 1.33 倍。

(7)服用镇静催眠类或肌肉松弛类药物:伴有高觉醒阈值的人群常常对镇静催眠药敏感,容易因此诱发 OSAHS。

(8)长期吸烟:有研究表明,吸烟独立于肥胖、年龄等因素影响 OSAHS,吸烟的严重程度与 OSAHS 的病情呈正相关,中度吸烟者 OSAHS 的发生风险为 1.72,重度吸烟者则高达 2.68。

(9)其他相关疾病:如甲状腺功能减退症、肢端肥大症、脑卒中、胃食管反流病等。有研究发现,甲状腺功能减退症、肢端肥大症易引起上气道狭窄,促进 OSAHS 的发生。OSAHS 与脑卒中关系密切,在脑卒中急性期,生存下来的脑卒中患者约有一半合并睡眠呼吸暂停,以 OSAHS 最为常见,在缺血性脑卒中慢性期,约 1/3 合并中重度 OSAHS。高达 25% 的胃食管反流病患者合并睡眠呼吸紊乱,很可能与夜间发生胃食管反流有关。

29. OSAHS 主要的病理生理学变化是什么?

OSAHS 最主要的病理生理学变化是慢性间歇性低氧和睡眠片段化。慢性间歇性低氧是指 OSAHS 患者在睡眠过程中反复出现气道塌陷和复张,从而导致低氧和常氧反复交替出现。睡眠片段化是指患者由于反复发生呼吸暂停,引起脑电改变,产生反复觉醒或微觉醒,从而导致睡眠不连续及深睡眠减少。除此之外,OSAHS 还可引起交感神经兴奋性增加、胸膜腔内压波动、高碳酸血症等,它们和慢性间歇性低氧、睡眠片段化一起,作为 OSAHS 的主要病理生理学变化促进 OSAHS 的发生发展,参与并发症形成。

30. OSAHS 患者都有怎样的临床表现?

(1)夜间症状:①打鼾,鼾声不规则,常以鼾声 - 气流停止 - 喘气 - 鼾声交替出现;②呼吸暂停,主要发生于吸气相,一般持续 20～30 秒,个别可达 2 分钟以上,多随喘气、憋醒或响亮的鼾声而终止,常伴面部发绀、出汗、胸腹矛盾运动或肢体不规则抽动等;③憋醒,醒后常感觉心慌、胸闷及心前区不适等;④夜尿增多或遗尿。

(2)日间表现:①白日嗜睡,是 OSAHS 患者最常见的症状,轻者于静坐、乘车、阅读、看电视等时瞌睡,严重者则在站立、行走、吃饭甚至开车时都可能入睡;②头昏、乏力;③晨起头痛,以隐痛多见,常与血压升高、颅内压改变等有关;④认知功能下降,以注意力、集中力、复杂问题的解决能力和短期记忆损害最为明显;⑤性格改变与精神症状,表现为性情急躁、抑郁、焦虑等;⑥性功能减退,约有 10% 患者可出现。

31. 打鼾就是睡眠呼吸暂停吗？

打鼾是指气流通过狭窄的气道，造成黏膜的震动，从而出现的声音；而呼吸暂停是指睡眠过程气道塌陷引起的气流停止。睡眠呼吸暂停的主要症状包括打鼾，多为不规则，常以鼾声 - 气流停止 - 喘气 - 鼾声交替出现；而不伴有呼吸暂停的打鼾，又称单纯鼾症，在 65 岁以上的成年人中达到 40%～50%。因此，打鼾不一定就是睡眠呼吸暂停。

32. OSAHS 患者全身器官损害的表现有哪些？

反复发作的低血氧、高碳酸血症及睡眠片段化可致神经功能失调、内分泌功能紊乱及血流动力学改变，造成全身多器官多系统损害，包括以下几个方面。

（1）**心脑血管系统**：长期未治疗的 OSAHS 患者可合并高血压、冠心病、心力衰竭、心律失常、肺源性心脏病、脑卒中等疾病。

（2）**泌尿、生殖系统**：表现为性功能障碍、蛋白尿、肾病综合征，严重者可出现肾功能不全。

（3）**神经、精神系统**：OSAHS 患者罹患痴呆、癫痫、帕金森等神经退行性疾病及抑郁、焦虑、精神分裂、双相情感障碍等精神心理疾病的风险明显增高。

（4）**血液系统**：包括继发性红细胞增多症、血栓等。

（5）内分泌系统：2 型糖尿病、代谢综合征、内分泌激素异常分泌如生长激素释放不足导致患儿生长发育缓慢等。

（6）消化系统：可引起肝功能损害、胃食管反流等。

33. 疑诊 OSAHS 患者体格检查时主要关注哪些？

测量身高、体重，计算体重指数（BMI）；测量颈围、腰围、臀围和血压（睡前和醒后血压）；评定颌面形态、鼻腔及咽喉部情况，重点观察有无下颌后缩、下颌畸形、扁桃体肥大、鼻中隔偏曲及鼻甲肥大等；进行心、肺、脑、神经系统的查体，以明确有无并发症或合并症。

34. 对于疑诊 OSAHS 患者需做哪些辅助检查？

完善血细胞计数（注意红细胞计数、血细胞比容、红细胞平均体积、红细胞平均血红蛋白浓度的情况）、心电图（注意有无心律失常及心肌缺血等改变）、X 线头影测量（包括咽喉部测量）、合并症相关检查，必要时可完善动脉血气分析、肺功能、甲状腺功能及胸片等检查。确诊需要行多导睡眠监测检查。

35. 什么是多导睡眠监测?

多导睡眠监测（PSG）是确诊本病的主要检查方法。该项检查同步记录患者睡眠时的脑电图、肌电图、口鼻气流、胸腹呼吸运动、脉搏血氧饱和度、心电图等多项指标，可准确了解患者睡眠时呼吸暂停及低通气的情况，根据 PSG 结果进行 OSAHS 的确诊和病情严重程度分型。

36. 什么是中枢性睡眠呼吸暂停综合征（CSAS）?

CSAS 由呼吸中枢神经功能异常引起，PSG 检查可见 AHI≥5 次 /h，且 50% 以上的呼吸障碍事件为中枢性，可呈现周期性或间断性变化，伴或不伴 OSAHS，常伴有充血性心力衰竭、脑血管病等。

37. CSAS 包括哪些疾病?

根据 2014 年美国睡眠医学会发布的 ICSD-3 分类指导，CSAS 主要包括以下几类疾病：伴陈 - 施呼吸的中枢性睡眠呼吸暂停、不伴陈 - 施呼吸的系统性疾病所致中枢性睡眠呼吸暂停、高原周期性呼吸所致中枢性睡眠呼吸暂停、原发性中枢性睡眠呼吸暂停、婴儿原发性中枢性睡眠呼吸暂停、早产儿原发性中枢性睡眠呼吸暂停、治疗后中枢性睡眠呼吸暂停。

38. 婴儿睡眠呼吸障碍的表现如何?

与睡眠有关的呼吸暂停均可发生于婴儿。与成年人的类型一样,婴儿 OSAHS 表现为在睡眠期间尽管努力呼吸仍出现气流停止。婴儿中枢性睡眠呼吸暂停分两类,分别是婴儿原发性中枢性睡眠呼吸暂停与早产儿原发性中枢性睡眠呼吸暂停,区别是前者孕龄≥37 周而后者孕龄<37 周,前者罕见。

39. 治疗后中枢性睡眠呼吸暂停如何定义?

ICSD-3 新增"治疗后中枢性睡眠呼吸暂停",指 OSAHS 患者在 CPAP 治疗过程中,当达到最佳治疗水平时,阻塞性睡眠呼吸暂停事件清除,但仍出现中枢性睡眠呼吸暂停。

40. 睡眠相关肺泡低通气症是怎么定义的?

睡眠相关肺泡低通气症是指多种原因导致睡眠时肺泡通气不足致夜间 $PaCO_2$ 增高的疾病。

41. 睡眠相关肺泡低通气症包括哪些类型?

睡眠相关肺泡低通气症主要包括以下几种类型。

（1）**肥胖低通气综合征**：指伴有不同程度睡眠呼吸疾病的肥胖患者（BMI≥30kg/m^2），在清醒状态下存在 CO_2 潴留（PaCO$_2$≥45mmHg），同时除外其他原因所致的高碳酸血症。

（2）**先天性中枢性肺泡低通气综合征**：是以呼吸中枢的代谢控制障碍为特征的一种罕见疾病，属于常染色体显性遗传病，患者由于呼吸中枢化学感受器的原发性缺陷，导致二氧化碳敏感性降低、自主呼吸控制衰竭、肺通气减少，从而发生高碳酸血症、低氧血症及一系列临床症状的疾病。

（3）**迟发性中枢性肺泡低通气伴下丘脑功能障碍**：是一种与下丘脑功能紊乱相关的预后较差的罕见病，伴下丘脑源性内分泌异常，情绪或行为严重异常或存在神经嵴源性肿瘤，常以迅速发生肥胖为首发症状，在出现肥胖症状约 18 个月后发生低通气。

（4）**特发性中枢性肺泡低通气**：属罕见病，主要表现为呼吸中枢驱动下降，引起肺泡通气不足，造成机体缺氧和 CO_2 潴留等一系列病理生理变化。

（5）药物或毒物所致睡眠相关肺泡低通气：指药物或毒物引起的睡眠期肺泡通气不足，导致高碳酸血症，并除外神经肌肉疾病、肺实质病变等基础疾病。

（6）疾病所致睡眠相关肺泡低通气：是指以基础病伴有睡眠时低通气为临床特征的疾病，包括不同原因导致的阻塞性通气功能障碍、限制性通气功能障碍、神经肌肉疾病导致的通气不良等。

42. 什么是睡眠相关低氧血症？

睡眠相关低氧血症特指由全身或神经系统疾病导致的睡眠低氧血症，此种低氧不能被其他睡眠相关呼吸疾病解释，多继发于气道疾病、肺实质疾病、胸壁疾病、肺血管疾病和神经肌肉疾病等。

43. 什么是睡眠孤立症状和正常变异？

睡眠孤立症状和正常变异主要包括打鼾与睡眠呻吟。

（1）打鼾：指在睡眠期间，湍气流通过狭窄上气道引起的震动可产生嘈杂的呼吸声。打鼾在 65 岁以上的成年人中达到 40%～50%。打鼾出现时无相关的醒觉、睡眠紊乱、呼吸暂停、低通气或失眠及白日嗜睡的主诉。打鼾仅在仰卧位时，肥胖、鼻塞、口咽部狭窄、喝酒、服用镇静药及麻醉药时发生或更重。近年的一项研究表明,打鼾会使冠心病的发生率增加 28%,因此建议在普通人群中筛查打鼾,以早期预防冠心病。

(2)睡眠呻吟:指一种睡眠相关的呻吟声,常发生在 REM 期,表现为一次深的吸气之后伴随长呼气发出单调的呻吟声,此时为一个慢的呼吸频率。睡眠呻吟并不伴有其他睡眠行为异常,其临床意义尚不清楚。

(黄 红 王 玮)

参考文献

[1] American Academy of Sleep Medicine. International classification of sleep disorders [M]. 3rd ed. Darien,IL:American Academy of Sleep Medicine,2014.

[2] 中华医学会呼吸病学分会睡眠呼吸障碍学组. 阻塞性睡眠呼吸暂停低通气综合征诊治指南(2011 修订版)[J]. 中华结核和呼吸杂志,2012,35(1):9-12.

[3] ALSUBIE H S,BAHAMMAM A S. Obstructive sleep apnoea:Children are not little adults [J]. Paediatr Respir Rev,2017,21:72-79.

[4] PUGLIESE G,BARREA L,LAUDISIO D,et al. Sleep apnea,obesity,and disturbed glucose homeostasis:Epidemiologic evidence,biologic insights,and therapeutic

strategies [J]. Curr Obes Rep,2020,9(1):30-38.

[5] CUCCIA A M,CAMPISI G,CANNAVALE R,et al. Obesity and craniofacial variables in subjects with obstructive sleep apnea syndrome: Comparisons of cephalometric values [J]. Head Face Med,2007, 3:41.

[6] SENARATNA C V,PERRET J L,LODGE C J,et al. Prevalence of obstructive sleep apnea in the general population: A systematic review [J]. Sleep Med Rev, 2017,34:70-81.

[7] FIETZE I,LAHARNAR N,OBST A,et al. Prevalence and association analysis of obstructive sleep apnea with gender and age differences-results of SHIP-Trend [J]. J Sleep Res,2019,28(5): 1-9.

[8] HEINZER R,VAT S,MARQUES-VIDAL P,et al. Prevalence of sleep-disordered breathing in the general population:The HypnoLaus study [J]. Lancet Respirat Med,2015,3(4):310-318.

[9] PERGER E,MATTALIANO P,LOMBARDI C. Menopause and sleep apnea [J]. Maturitas,2019,124: 35-38.

[10] BROCKMANN P E,KOREN D,KHEIRANDISH-GOZAL L,et al. Gender dimorphism in pediatric OSA: Is it for real [J]? Respir Physiol Neurobiol. 2017,245:83-88.

[11] STRAUSZ S,RUOTSALAINEN S,OLLILA H M,et al.

Genetic analysis of obstructive sleep apnoea discovers a strong association with cardiometabolic health [J]. Eur Respir J,2021,57(5):2003091.

[12] TAVEIRA K V M,KUNTZE M M,BERRETTA F, et al. Association between obstructive sleep apnea and alcohol,caffeine and tobacco: A meta-analysis [J]. J Oral Rehabil,2018,45(11):890-902.

[13] SUBRAMANI Y,SINGH M,WONG J,et al. Understanding phenotypes of obstructive sleep apnea: Applications in anesthesia,surgery,and perioperative medicine [J]. Anesth Analg,2017,124(1): 179-191.

[14] ZHU H M,YI H L,GUAN J,et al. Relationship between smoking and the severity of OSA [J]. Lin Chuang Er Bi Yan Hou Tou Jing Wai Ke Za Zhi,2019,33(9):862-865.

[15] ATTAL P,CHANSON P. Endocrine aspects of obstructive sleep apnea [J]. J Clin Endocrinol Metab, 2010,95(2):483-495.

[16] BAILLIEUL S,DEKKERS M,BRILL A K,et al. Sleep apnoea and ischaemic stroke: Current knowledge and future directions [J]. Lancet Neurol,2022,21(1): 78-88.

[17] SHIBLI F,SKEANS J,YAMASAKI T,et al. Nocturnal gastroesophageal reflux disease(GERD)and sleep: An

important relationship that is commonly overlooked [J]. J Clin Gastroenterol,2020,54(8):663-674.

[18] MEHRA R. Sleep apnea and the heart [J]. Cleve Clin J Med,2019,86(9 Suppl 1):10-18.

[19] SALMAN L A,SHULMAN R,COHEN J B. Obstructive sleep apnea,hypertension,and aardiovascular risk: Epidemiology,pathophysiology,and management [J]. Curr Cardiol Rep,2020,22(2):6.

[20] VANEK J,PRASKO J,GENZOR S,et al. Obstructive sleep apnea,depression and cognitive impairment [J]. Sleep Med,2020,72:50-58.

[21] MURAKI I,WADA H,TANIGAWA T. Sleep apnea and type 2 diabetes [J]. J Diabetes Investig,2018,9(5):991-997.

[22] OH J H. Gastroesophageal reflux disease: Recent advances and its association with sleep [J]. Ann N Y Acad Sci,2016,1380(1):195-203.

[23] BÖING S,RANDERATH W J. Chronic hypoventilation syndromes and sleep-related hypoventilation [J]. J Thorac Dis,2015,7(8):1273-1285.

[24] LIU J,SHAO Y,BAI J,et al. Snoring increases the development of coronary artery disease: A systematic review with meta-analysis of observational studies [J]. Sleep Breath,2021,25(4):2073-2081.

[25] ALONSO J,CAMACHO M,CHHETRI D K,et al.

Catathrenia(nocturnal groaning):A social media survey and state-of-the-art review [J]. J Clin Sleep Med,2017, 13(4):613-622.

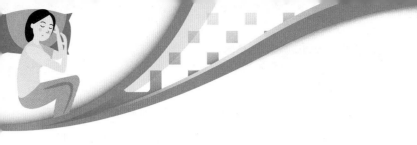

第三章　睡眠呼吸障碍的诊断

 诊断睡眠呼吸障碍的专科检查方法都包括什么？

诊断睡眠呼吸障碍必须进行睡眠时相关指标的监测，常见的有以下两种。

（1）初筛诊断仪检查：多采用便携式，大多是用 PSG 所监测指标中的部分进行组合，如单纯血氧饱和度监测、口鼻气流＋血氧饱和度、口鼻气流＋鼾声＋血氧饱和度＋胸腹运动等，主要适用于基层医疗机构或由于睡眠环境改变、导联过多而不能在睡眠检测室进行检查的一些轻症患者，用来除外 OSAHS 或初步筛查 OSAHS 患者，也可用于治疗前后对比及患者的随访。

（2）PSG：

1）整夜 PSG：是诊断 OSAHS 的"金标准"，正规监测一般需要整夜不小于 7 小时的睡眠。其适用指征为：①临床怀疑 OSAHS 者；②临床上其他症状体征支持 OSAHS，如难以解释的白日嗜睡症状；③难以解释的白天低氧血症及红细胞增多症；④原因不明的夜间心律失常、夜间心绞痛、清晨高血压、胰岛素抵抗等；⑤监测患者夜间睡眠时的低氧程度；⑥评价各种治疗手段对 OSAHS 的治疗效果；⑦诊断其他睡眠障碍性疾病。

2）夜间分段 PSG 监测：在同一晚上的前 2～4 小时进行 PSG 监测，之后进行 2～4 小时 CPAP 压力调定。其优点在于可以减少检查和治疗费用，只推荐在以下情况使用：①AHI＞20 次 /h，反复出现持续时间较长的睡眠呼吸暂停或低通气伴有严重的低氧血症；②因睡眠后期 REM 睡眠增多，CPAP 压力调定的时间应＞3 小时；③当患者处于平卧时，CPAP 压力可以完全消除 REM 期的所有呼吸暂停、低通气及鼾声。如果不能满足以上条件，应进行整夜 PSG 并另选整夜时间进行 CPAP 压力调定。

3）午后小睡 PSG：对白日嗜睡明显的患者可以试用，通常要保证有 2～4 小时持续时间才能满足诊断 OSAHS 的需要，因此存在一定的失败率和假阴性结果。

45. 如何评估白日嗜睡程度？

白日嗜睡是指白昼睡眠过度（并非由于睡眠量的不适）或醒来时达到完全觉醒状态的过渡时间延长的一种状况。常用的嗜睡评价工具如下：

（1）嗜睡的主观评价：主要有艾普沃斯嗜睡量表（ESS）和斯坦福嗜睡量表（SSS），现多采用 ESS 评分，ESS 评分＞9 分为白日嗜睡。

SSS 是为某一时间点提供量化指标的自评量表（表 45-1），反映的是受试者的困倦程度。该问卷主要用于测定一天中不同时间段的警醒 / 嗜睡程度，可对同一患者一天中不同时段的嗜睡程度进行比较，但不适合不同患者间的横向比较。针对目前的困倦程度，从 1 分至 7 分中做出选择。其中 1 分代表充满活力，清醒和警觉程度最高，7 分代表已经不能抵抗困意，马上就能睡着。

表 45-1 斯坦福嗜睡量表

嗜睡程度	评分 / 分
充满活力，清醒和警觉	1
身体状态、思维良好，但不是最佳状态，能集中注意力	2
清醒、松弛，虽然有反应力，但不是最佳	3
有些模糊，有点松弛，情绪不高	4

续表

嗜睡程度	评分 / 分
头脑不清晰,行动缓慢	5
困倦,渴望躺下,在入睡的边缘挣扎	6
无法抵抗困意,马上就能入睡	7

ESS 是澳大利亚艾普沃斯睡眠研究中心设计的用于主观评价白日嗜睡(EDS)的量表(表 45-2),目前在各个睡眠中心广泛应用。ESS 可评价日常活动中 8 项不同状态下患者的嗜睡情况,包括白天阅读、看电视、开会、连续乘车 1 小时、下午静卧休息、与人交谈、饭后静坐、开车遇堵车或等待红绿灯,每项得分为 0～3 分(0 分 = 从不、3 分 = 经常),总分 0～24 分,0～9 分为正常,10～15 分为可疑嗜睡,16～24 分为过度嗜睡。

表 45-2 艾普沃斯嗜睡量表

在以下情况有无打盹、嗜睡	从不-0 分	很少-1 分	有时-2 分	经常-3 分
白天阅读				
看电视				
开会				
连续乘车 1h				

续表

在以下情况有无打盹、嗜睡	从不 -0 分	很少 -1 分	有时 -2 分	经常 -3 分
下午静卧休息				
与人交谈				
饭后静坐				
开车遇堵车或等待红绿灯				

（2）嗜睡的客观评价：利用 PSG 对可疑患者白日嗜睡进行客观评价。如多次睡眠潜伏期试验：每两小时测试一次，每次小睡持续 30 分钟，计算患者入睡的平均潜伏时间及异常 REM 出现的次数，睡眠潜伏时间＜5 分钟者为嗜睡，5～10 分钟者为可疑嗜睡，＞10 分钟者为正常。

46. 睡眠呼吸障碍的诊断流程如何？

睡眠呼吸障碍的诊断流程见图 46-1。

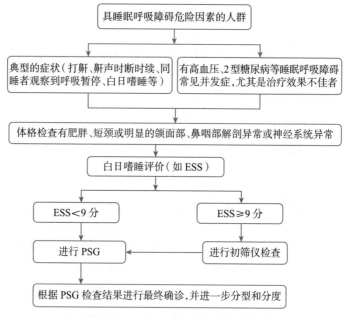

图 46-1　睡眠呼吸障碍的诊断流程

47. OSAHS 的诊断标准是什么?

主要根据病史、体征和 PSG 检查结果。临床有典型的夜间睡眠打鼾伴呼吸暂停、白日嗜睡等症状,查体可见上气道任何部位的狭窄与阻塞,AHI≥5 次 /h 且以阻塞性睡眠呼吸暂停事件为主者可以诊断 OSAHS。如白日嗜睡不明显,AHI≥10 次 /h,或者 AHI≥5 次 /h 且存在认知障碍、高血压、冠心病、脑血管疾病、糖尿病和失眠等 1 项以上 OSAHS 合并症,也可诊断 OSAHS。

48. 如何进行 OSAHS 病情分度?

根据 AHI 和夜间血氧饱和度将 OSAHS 分为轻、中、重度,见表 48-1。其中以 AHI 作为主要判断标准,夜间最低血氧饱和度作为参考。

表 48-1 OSAHS 的病情分度

病情分度	AHI/(次·h⁻¹)	夜间最低血氧饱和度 /%
轻度	5~15	85~90
中度	>15~30	80~84
重度	>30	<80

注:AHI,呼吸暂停低通气指数。

49. 睡眠中心外睡眠监测可用于 OSAHS 诊断吗?

睡眠中心外睡眠监测(OCST)已列入成人 OSAHS 的诊断标准中,但未列入儿童 OSAHS 诊断。OCST 也称为便携睡眠监测(PM)、无人值守睡眠监测(USS)、家庭睡眠监测(HST)。

50. OCST 包括哪些方法?

按照传统分类,OCST 是指 2 型、3 型、4 型监测设备。2 型监测设备是非值守 PSG,可记录与 PSG 相同的生理参数,通常在睡眠中心内完成佩戴后,在睡眠中心外进行监测。3 型监测设备通常测量 4~7 个生理学参数,包括 2 个呼吸参数(呼吸努力和气流)、1 个心脏参数(心率或心电图)以及通过脉搏血氧测定的脉氧饱和度,某些设备还可额外监测鼾声、体位或运动的生理信号,是目前临床上用于睡眠呼吸暂停诊断中最为广泛的 OCST 设备。4 型监测设备为持续单/双参数记录或其他不能分类设备可连续记录 1 个或 2 个生物信号,脉氧饱和度通常作为监测信号之一。

51. OCST 的方法与 PSG 相比有哪些区别?

2 型设备与 PSG 的区别在于无人值守,存在监测电极脱落及数据脱失的风险,其便捷性较 PSG 无显著优势,临床应用有限。3 型设备通常不记录脑电信号,因此无法获得睡眠分期和睡眠连续性的信息,但目前一些新型设备可通过探测躯体运动等生物信号或利用生物信号间相互偶联的算法,估测睡眠状态和分期。目前认为 4 型设备如单纯的脉氧饱和度测定提供的信息有限,如不能进行 PSG 或其他类型设备监测,夜间脉氧饱和度监测需结合病史及查体。有研究发现,血氧饱和度监测有助于中重度 OSAHS 的初筛。

 52. OCST 存在哪些不足之处?

OCST 为临床睡眠呼吸障碍的诊断带来了方便性和易普及性,但是,因为存在以下不足,它尚不能完全代替 PSG。①监测信号有限导致结果误判:如缺少脑电图监测,将记录时间作为总睡眠时间,使 AHI 低于实际数值,易造成假阴性误差;②数据丢失的风险和监测失败率高于 PSG:由于无专业睡眠技师全程监督,可能导致数据丢失或失真;③无法及时处理睡眠监测中的异常情况:如监测过程中出现的不良心血管事件等;④不同生物信号采集方式及算法可能导致 AHI 结果不一致。

 53. 哪些情况下可以使用 OCST?

OCST 可用于:①疑诊 OSAHS 的诊断性评价,尤其是临床评估高风险的中重度单纯 OSAHS 患者的诊断,但不建议用于并存内科疾病的患者诊断;②对 OSAHS 治疗效果的评估及随访。

54. 目前市场上的其他睡眠监测设备和技术有哪些?

常见的有 Watch PAT、基于脉搏传导时间(PPT)的监测技术、基于心率变异性的心肺耦合(CPC)技术、光学体积描记术(PPG)、心冲击图(BCG)技术和生物雷达技术、可穿戴设备、植入式平台及手机应用平台等。鉴于上述技术和设备尚缺乏足够的临床验证,有待于进一步完善,目前不推荐应用于 OSAHS 的临床诊断。

55. 无专业诊断仪器的基层单位如何诊断 OSAHS?

主要根据病史、体格检查、血氧饱和度监测等,其诊断标准如下:

(1)至少具有两项主要危险因素,尤其是表现为肥胖、颈粗短,或有小颌或下颌后缩,咽腔狭窄或有扁桃体Ⅱ度肥大,腭垂肥大,或甲状腺功能减退(简称甲减)、肢端肥大症,或神经系统明显异常。

(2)中重度打鼾、夜间呼吸不规律,或有屏气、憋醒(观察时间应不少于 15 分钟)。

(3)夜间睡眠节律紊乱,特别是伴有频繁觉醒。

(4)白日嗜睡(ESS>9 分)。

（5）血氧饱和度检测趋势图可见典型变化、氧减饱和度指数＞10 次/min。

（6）引起一个或一个以上重要器官损害。

符合以上六条者即可做出初步诊断，有条件的单位可以进一步做 PSG 检查。

 OSAHS 应与哪些疾病进行鉴别？

（1）**发作性睡病**：主要临床表现为难以控制的白日嗜睡、发作性猝倒、睡眠瘫痪和睡眠幻觉，主要发生在青少年，主要诊断依据为多次睡眠潜伏试验时异常的 REM 睡眠。鉴别要点为发病年龄、主要症状和 PSG 结果，但应警惕该病与 OSAHS 合并的情况。

（2）**不宁腿综合征和睡眠中周期性腿动综合征**：患者主诉多为失眠和白日嗜睡，多伴有觉醒时的下肢感觉异常，PSG 检查有典型的周期性腿动，每次持续 0.5～5 秒，每 20～40 秒出现一次，每次发作持续数分钟到数小时。通过向患者及同床睡眠者询问患者睡眠病史，结合查体和 PSG 结果可予以鉴别。

（3）**单纯鼾症**：患者夜间有不同程度打鼾，但 AHI＜5 次/h，且一般无嗜睡、疲乏等日间症状，值得注意的是，一些单纯鼾症患者会随着年龄和体重增加发展为 OSAHS 患者。

（4）**肥胖低通气综合征**：患者常过度肥胖（BMI＞30kg/m^2），清醒时也存在 $PaCO_2$＞45mmHg，但多数合并 OSAHS。

57. CSAS 的诊断标准是什么？

需要综合临床症状和实验室 PSG 结果。

（1）临床症状：①嗜睡；②入睡困难或维持睡眠，频繁觉醒，不解除疲劳的睡眠；③因气喘致醒；④打鼾；⑤他人目击呼吸暂停。

（2）PSG 标准：① AHI>5 次 /h；②中枢性睡眠呼吸暂停及低通气事件数大于总的呼吸暂停与低通气事件数的 50%。

58. 睡眠相关肺泡低通气症的诊断标准是什么？

成人睡眠期 $PaCO_2$ 上升至>55mmHg 并持续超过 10 分钟，或 $PaCO_2$（与清醒期仰卧位相比）上升幅度>10mmHg 并达到 50mmHg 以上且持续超过 10 分钟；儿童 $PaCO_2$>50mmHg，占总睡眠时间的 25% 以上；除肥胖低通气综合征需要满足日间低通气（$PaCO_2$>45mmHg）外，其他睡眠相关肺泡低通气症可以无日间低通气。由于监测睡眠过程的 $PaCO_2$ 的不可行性，可以呼气末 CO_2 和经皮 CO_2 代替。

59. 睡眠相关低氧血症的诊断标准是什么？

满足以下 2 个条件可以诊断：① PSG、OCST 或血氧饱和度监测出现血氧饱和度≤88%（成人）或≤90%（儿童），时间≥5分钟；②无睡眠相关肺泡低通气症。

在诊断睡眠相关低氧血症时，需特别注意以下情况：①当血气分析、经皮或呼气末CO_2监测提示出现肺泡低通气，则诊断睡眠相关肺泡低通气症；②若存在已知生理因素，如生理性分流、通气血流比例失调、混合静脉血氧过低或高海拔影响等，在诊断时需要注明；③睡眠相关低氧血症可以同时伴有OSAHS和中枢性睡眠呼吸暂停，但后两者不应是睡眠低氧的主要原因。

60. 单纯打鼾如何诊断？

对于打鼾者，若要确诊单纯打鼾，需通过PSG排除呼吸暂停、低通气和呼吸用力相关觉醒及其他低通气疾病。对于伴有日间症状如嗜睡、疲劳和被诊断肺动脉高压、高血压、冠心病和房颤等的打鼾患者，更需要通过PSG排除OSAHS。

61. 睡眠呻吟如何诊断？

基于患者临床表现和PSG的改变而确定，典型的睡眠呻吟为深吸气后延长的呼气相，表现为呼吸徐缓的呼吸模式，呼气相产生单调、类似呻吟的声音，PSG示口鼻气流暂停，胸腹带检测无胸腹运动，但通常不伴明显的氧饱和度下降。

（孔德磊　康　健）

参考文献

［1］ 中华医学会呼吸病学分会睡眠呼吸障碍学组,中国医学装备协会呼吸病学装备技术专业委员会睡眠呼吸设备学组.成人家庭睡眠呼吸暂停监测临床规范应用专家共识［J］.中华结核和呼吸杂志,2022,45（2）:10.

［2］ ITO K,UETSU M,KADOTANI H. Validation of oximetry for diagnosing obstructive sleep apnea in a clinical setting［J］. Clocks Sleep,2020,2（3）:364-374.

［3］ KAPOOR M,GREENOUGH G. Home sleep tests for obstructive sleep apnea（OSA）［J］. J Am Board Fam Med,2015,28（4）:504-509.

［4］ CHOI J H,LEE B,LEE J Y,et al. Validating the Watch-PAT for diagnosing obstructive sleep apnea in adolescents［J］. J Clin Sleep Med,2018,14（10）:1741-1747.

［5］ CHO H S,PARK Y J. Measurement of pulse transit time using ultra-wideband radar［J］. Technol Health Care,2021,29（5）:859-868.

［6］ STEIN P K,PU Y. Heart rate variability,sleep and sleep disorders［J］. Sleep Med Rev,2012,16（1）:47-66.

［7］ VAQUERIZO-VILLAR F,ALVAREZ D,KRAEMER J F,et al. Automatic sleep staging in children with sleep apnea using photoplethysmography and convolutional neural networks [J]. Annu Int Conf IEEE Eng Med Biol Soc，2021，2021：216-219.

[8]　SADEK I，BISWAS J，ABDULRAZAK B. Ballistocardiogram signal processing：A review [J]. Health Inf Sci Syst，2019，7（1）：10.

[9]　KANG S，LEE Y，LIM Y H，et al. Validation of noncontact cardiorespiratory monitoring using impulse-radio ultra-wideband radar against nocturnal polysomnography [J]. Sleep Breath，2020，24（3）：841-848.

[10]　PURI R S，ATHANASSIADIS A G，GILL N，et al. Design and preliminary evaluation of a wearable device for mass-screening of sleep apnea [J]. Annu Int Conf IEEE Eng Med Biol Soc，2016，2016：1870-1873.

[11]　中华医学会，中华医学会杂志社，中华医学会全科医学分会，等．成人阻塞性睡眠呼吸暂停基层诊疗指南（实践版·2018）[J]. 中华全科医师杂志，2019，18（1）：30-35.

[12]　GOLDEN E C，LIPFORD M C. Narcolepsy：Diagnosis and management [J]. Cleve Clin J Med，2018，85（12）：959-969.

[13]　VELLIEUX G，D'ORTHO M P. Restless legs syndrome [J]. Rev Med Interne，2020，41（4）：258-264.

[14]　LEE J，HAN Y，CHO H H，et al. Sleep disorders and menopause [J]. J Menopausal Med，2019，25（2）：83-87.

[15]　YAREMCHUK K. Why and when to treat snoring [J]. Otolaryngol Clin North Am，2020，53（3）：351-365.

[16] MASA J F, PÉPIN J L, BOREL J C, et al. Obesity hypoventilation syndrome [J]. Eur Respir Rev, 2019, 28 (151): 180097.

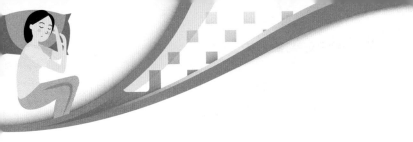

第四章　睡眠呼吸障碍与其他呼吸系统疾病

 62. 睡眠呼吸障碍与哪些呼吸系统疾病存在相关关系？

睡眠呼吸障碍与下列呼吸系统疾病存在相关性：①慢性阻塞性肺疾病（COPD，以下简称"慢阻肺"）；②支气管哮喘；③特发性肺间质纤维化（IPF）；④肺癌；⑤肺栓塞；⑥肺动脉高压等。

63. OSAHS 与慢阻肺常合并存在吗？

OSAHS 与慢阻肺均是常见的呼吸系统疾病，发病率随年龄增大而升高。有研究表明，OSAHS 患者中有 10%～20%

合并慢阻肺,慢阻肺患者中 22%~29% 同时伴有 OSAHS,两者常合并存在,又称重叠综合征。

64. OSAHS 和慢阻肺有哪些共同因素?

二者有共同的高危因素如吸烟,都存在动态气流受限和气道阻力增高,而且都伴有氧化应激和慢性气道炎症。

65. OSAHS 和慢阻肺有哪些不同之处?

OSAHS 主要是由于睡眠时反复出现上气道狭窄或塌陷,引起慢性间歇性低氧和睡眠片段化,易并发心脑血管疾病,主要依靠 PSG 结果诊断,通过无创气道正压通气、口腔矫治器、手术等方法进行治疗,而慢阻肺最先累及小气道,主要表现为慢性咳嗽、咳痰、气短,常引起呼吸衰竭,肺功能是诊断的金标准。

66. 哪些因素提示存在重叠综合征?

(1)与单纯慢阻肺患者相比,重叠综合征患者更易出现白日嗜睡,多有夜间打鼾、晨起口干、头痛,若患者晨起 CO_2 水平较入睡前显著升高,且在氧疗后更为明显,常提示可能存在 OSAHS。

（2）体格检查中，重叠综合征患者多有肥胖、舌体肥大、小下颌、短颈等易引起 OSAHS 的高危因素，肺功能检查表现为混合性通气功能障碍，往往肺功能损害较轻但二氧化碳潴留重，动态血氧监测可观察到睡眠时平均血氧饱和度较单纯慢阻肺降低更为明显，夜间血氧饱和度<90% 的时间明显延长。

（3）轻度慢阻肺却伴有肺动脉高压。

（4）慢性阻塞性肺疾病全球倡议（GOLD）中 Ⅰ 期或 Ⅱ 期慢阻肺患者出现睡眠呼吸暂停的临床症状。

出现上述情况，应及早进行 PSG 明确诊断。

67. 合并 OSAHS 一定会加重慢阻肺吗？

一般来讲，重叠综合征较单一疾病更容易合并高血压、糖尿病、高脂血症等并发症。但近年来也有学者发现，重度慢阻肺出现轻中度 OSAHS 时血氧的下降不一定明显，一些重叠综合征患者的全因死亡率较单纯慢阻肺患者并未明显升高。He 等人通过昼夜膈肌肌电监测发现，慢阻肺患者睡眠时膈肌肌电活动明显下降，但合并轻中度 OSAHS 后，膈肌肌电活动的下降程度减轻，可能与 OSAHS 带来的睡眠中膈肌肌电代偿有关。胡克等人也报道，重度慢阻肺患者的过度充气对 OSAHS 有着潜在的保护性作用。从这一角度来看，不同程度的慢阻肺合并不同程度的 OSAHS 对病情影响不同，需要区别对待。

68. 重叠综合征应如何治疗？

鉴于不同程度的 OSAHS 和慢阻肺合并时互相影响不同，其治疗原则为：若以 OSAHS 为主（中重度）、慢阻肺很轻（轻度），主要治疗睡眠呼吸暂停，以无创通气治疗为主，按照 GOLD 方案治疗慢阻肺和监测、预防慢阻肺急性加重；若以慢阻肺为主（中重度）、OSAHS 很轻（轻度），则以治疗慢阻肺为主，达到减少急性加重、提高生活质量、延缓慢阻肺进展的目的，必要时进行无创通气或氧疗；若同时存在中重度慢阻肺和 OSAHS，需要强化对两种疾病的联合治疗。

69. 治疗重叠综合征时如何选择氧疗和无创通气？

重叠综合征患者需要夜间应用无创气道正压通气，可以是双水平气道正压（BiPAP）通气或 CPAP，吸气和呼气压力必须足以保持睡眠时特别是 REM 睡眠期上气道的开放，压力水平需要精确滴定，是否需要同时氧疗则取决于肺功能损害的程度，当无创通气不能完全纠正低氧时，需要增加氧疗。

70. 如何抉择使用 CPAP 还是 BiPAP？

有学者认为 CPAP 治疗能改善重叠综合征患者的临床

症状、减少住院次数,可以长期使用,而 BiPAP 通气对合并
Ⅱ型呼吸衰竭、吸氧 2L/min 夜间血氧饱和度仍持续<88%
(>5 分钟)的患者效果更好、顺应性更佳。

 OSAHS 合并支气管哮喘的情况如何?

OSAHS 常与支气管哮喘并存,研究提示成人哮喘患者
中 OSAHS 的患病率为 14.3%,而 OSAHS 中哮喘的患病
率为 35.1%。此外,合并 OSAHS 的哮喘患者,严重哮喘发
作频率明显高于未合并 OSAHS 的哮喘患者。瑞典的一项
研究发现,经年龄、性别、吸烟习惯校正后,睡眠呼吸暂停的发
生率在普通人群为 6.8%,反复喘息者为 17.1%,确诊哮喘者
为 14.3%。Wisconsin 睡眠研究中心一项始于 1988 年为期
8 年的睡眠随访研究也提示,有哮喘病史的患者 8 年后出现
OSAHS 的风险较无哮喘病史者增加了 76%,而且这种风险
的增加在儿童更为明显。10 年的全因死亡率分析表明,支气
管哮喘、OSAHS 的病死率分别为 54.2% 和 60.4%,当二者
合并后,病死率升高至 63.5%。

 OSAHS 如何影响支气管哮喘?

目前研究认为,OSAHS 是哮喘急性加重的独立危险因
素,是哮喘控制不佳尤其是难治性哮喘的重要危险因素,这

一作用独立于肥胖和其他已知的急性加重因素(如胃食管反流、鼻部疾病等)。对于支气管哮喘合并 OSAHS 的患者进行 CPAP 治疗,可明显改善哮喘症状。这可能与 OSAHS 带来的反复呼吸暂停引起胸腔内负压增高、气道炎症、睡眠片段化、胃食管反流、刺激副交感神经等有关。

73. 合并 OSAHS 的哮喘患者应如何治疗?

对于同时有 OSAHS 和哮喘的患者,哮喘控制不能单纯依赖吸入激素和支气管扩张剂。最近的研究表明,应用 CPAP 治疗 OSAHS 可以减少急性发作次数,尤其是可减轻夜间哮喘症状,减少支气管扩张剂的使用,改善肺功能。此外,对于合并哮喘和 OSAHS 的儿童患者,研究提示扁桃体切除术不仅可以改善夜间打鼾、呼吸暂停等症状,而且还能减少哮喘治疗药量和哮喘急性发作次数。

74. OSAHS 与特发性肺间质纤维化(IPF)的具体关系如何?

2011 年 IPF 指南首次将 OSAHS 纳入 IPF 相关合并症。研究显示,在 IPF 患者中,OSAHS 的患病率高达 62%~82%,明显高于普通人群。与单纯的 OSAHS 患者相比,合并 IPF 的 OSAHS 患者 AHI 更高,慢波睡眠比例更少,合并症更多,死亡率更高,预后更差。即使是轻度 IPF 患者,一旦合并中重度 OSAHS,其生活质量和睡眠质量会显著降低至与重度 IPF 相当。

75. 为什么 IPF 患者易合并 OSAHS?

目前认为可能与下列原因有关:① IPF 患者上呼吸道的稳定性下降以及对上气道牵引力下降,使其更易塌陷;② IPF 患者常伴有浅快呼吸,容易发生呼吸肌疲劳,而且长期的低氧刺激使得呼吸中枢对缺氧的敏感性降低,呼吸驱动力下降;③ IPF 患者长期应用糖皮质激素后引起颈部、腹部脂肪堆积,也可导致 OSAHS 的发生。

76. 对于 IPF 患者需要常规筛查睡眠呼吸障碍吗?

有研究表明,合并 OSAHS 会促进 IPF 进展,增加疾病死亡率。相关分析提示,睡眠中出现的呼吸暂停事件和血氧下降时间延长是 IPF 预后不良的强预测因子。因此,建议在所有 IPF 患者中进行睡眠呼吸障碍筛查。

77. 合并 OSAHS 的 IPF 患者应如何治疗?

对于合并 OSAHS 的 IPF 患者,治疗中一定要关注睡眠问题。CPAP 治疗仍是首选的治疗手段,它不仅可以通过防止气道塌陷来降低 AHI,改善睡眠,还可以增加食管压力,减轻胃食管反流,减缓 IPF 进展,降低病死率。

78. OSAHS 与肺癌有关吗?

流行病学资料提示,OSAHS 与恶性肿瘤的发生密切相关。一项研究对 8 748 例 OSAHS 患者随访 5.8 年,恶性肿瘤的发生率高达 8.2%,以肺癌和乳腺癌最常见。meta 分析提示,OSAHS 患者中肺癌的发生率为 0.5%,比非 OSAHS 患者高 30%。此外,重度 OSAHS 与Ⅲ期和Ⅳ期肺癌较高的死亡率相关。

79. OSAHS 如何影响肺癌?

OSAHS 的严重程度与恶性肿瘤的发生率呈正相关,夜间血氧低于 90% 的时间是直接相关因素。动物模型也显示,模拟睡眠呼吸暂停的低氧模式 - 慢性间歇性低氧,会促进恶性肿瘤的生长和转移,这可能是由于 OSAHS 患者的低氧模式可通过低氧诱导因子 -1(HIF-1)、活化的核因子 κB(NF-κB)等通路刺激异常血管生成,抑制机体免疫力,调节 DNA 异常甲基化等促进肿瘤细胞的增生与分化。另外,睡眠片段化也参与促进肿瘤的生成。

80. 合并 OSAHS 的肺癌患者应如何治疗?

一方面,应积极针对肺癌本身进行治疗,包括手术治疗、化疗、靶向治疗、免疫治疗等。另一方面,还应针对 OSAHS 给予治疗如 CPAP 治疗,改善 OSAHS 引起的间歇性低氧。

81. OSAHS 如何影响肺栓塞?

OSAHS 是肺栓塞发生的独立危险因素,OSAHS 患者肺栓塞的发生率是非 OSAHS 患者的 3.97 倍。与未合并 OSAHS 的肺栓塞患者相比,合并 OSAHS 的患者血氧饱和度更低,累及肺动脉段范围更大,高风险肺栓塞发生率、疾病复发率及死亡率更高。中重度 OSAHS 是高危肺栓塞和复发性肺栓塞的高危因素。

82. OSAHS 引起肺栓塞的机制是什么?

OSAHS 引起的低氧、夜间交感神经系统激活、氧化应激、全身炎症等可损伤血管内皮功能,使血管收缩、血液黏滞度增加,这些因素都是肺栓塞形成的主要机制。

83. 合并 OSAHS 的肺栓塞患者应如何治疗?

抗凝治疗仍是肺栓塞患者的主要治疗手段,对于高危肺栓塞患者,应行溶栓治疗。CPAP 治疗可以减轻 OSAHS 患者的高凝状态,从而降低患者复发风险,但其是否改善肺栓塞的临床结局仍不清。值得注意的是,虽然 OSAHS 是肺栓塞的独立危险因素,但是指南仍未将 OSAHS 作为肺栓塞患者长期接受抗凝治疗的指征。

（徐家欢　康　健）

参考文献

[1] LEE R,MCNICHOLAS W T. Obstructive sleep apnea in chronic obstructive pulmonary disease patients [J]. Curr Opin Pulm Med,2011,17(2):79-83.

[2] MCNICHOLAS W T. Chronic obstructive pulmonary disease and obstructive sleep apnea:Overlaps in pathophysiology,systemic inflammation,and cardiovascular disease [J]. Am J Respir Crit Care Med,2009,180(8):692-700.

[3] NURAL S,GÜNAY E,HALICI B,et al. Inflammatory processes and effects of continuous positive airway pressure(CPAP)in overlap syndrome [J]. Inflammation,2013,36(1):66-74.

[4] DU W,LIU J,ZHOU J,et al. Obstructive sleep apnea, COPD,the overlap syndrome,and mortality:Results

from the 2005—2008 National Health and Nutrition Examination Survey [J]. Int J Chron Obstruct Pulmon Dis,2018,13:665-674.

[5] HE B T,LU G,XIAO S C,et al. Coexistence of OSA may compensate for sleep related reduction in neural respiratory drive in patients with COPD [J]. Thorax, 2017,72(3):256-262.

[6] XIONG M Q,HU W H,HU K,et al. Analysis of risk factors and consequences for concurrent obstructive sleep apnea in chronic obstructive pulmonary disease patients [J]. Zhonghua Jiehe He Huxi Zazhi,2019,42 (11):832-837.

[7] JAOUDE P,KUFEL T,EL-SOLH A A. Survival benefit of CPAP favors hypercapnic patients with the overlap syndrome [J]. Lung,2014,192:251-258.

[8] IOACHIMESCU O C,JANOCKO N J,CIAVATTA M M,et al. Obstructive lung disease and obstructive sleep apnea (OLDOSA) cohort study:10-year assessment [J]. J Clin Sleep Med,2020,16(2):267-277.

[9] RAGNOLI B,POCHETTI P,RAIE A,et al. Interrelationship between obstructive sleep apnea syndrome and severe asthma: From endo-phenotype to clinical aspects [J]. Front Med(Lausanne),2021,8:640636.

[10] MIHAELA TEODORESCU M,POLOMIS D A, TEODORESCU M C,et al. Association of obstructive

sleep apnea risk or diagnosis with daytime asthma in adults [J]. J Asthma,2012,49(6):620-628.

[11] DESLYPERE G,DUPONT L. Principal comorbidities in severe asthma:How to manage and what is their influence on asthma endpoints [J]. EC Pulmonol Respirat Med,2017,3:162-174.

[12] ALTHOFF M D,GHINCEA A,WOOD L G,et al. Asthma and three colinear comorbidities: Obesity,OSA,and GERD [J]. J Allergy Clin Immunol Pract,2021,9(11): 3877-3884.

[13] ŞAHIN DUYAR S,UZEL ŞENER M,AKINCI ÖZYÜREK B,et al. An integrated approach toward the clinical and polysomnographic characteristics of OSA accompanying IPF [J]. Turk Thorac J,2020,21(5):334-339.

[14] BOSI M,MILIOLI G,FANFULLA F,et al. OSA and prolonged oxygen desaturation during sleep are strong predictors of poor outcome in IPF [J]. Lung,2017,195(5): 643-651.

[15] MERMIGKIS C,BOULOUKAKI I,SCHIZA S E. Sleep as a new target for improving outcomes in idiopathic pulmonary fibrosis [J]. Chest,2017,152(6):1327-1338.

[16] MARTÍNEZ-GARCÍA M Á,CAMPOS-RODRIGUEZ F, BARBÉ F. Cancer and OSA:Current evidence from human studies [J]. Chest,2016,150(2):451-463.

[17] JUSTEAU G,GERVÈS-PINQUIÉ C,LE VAILLANT M,

et al. Association between nocturnal hypoxemia and cancer incidence in patients investigated for OSA：Data from a large multicenter French cohort [J]. Chest,2020, 158(6)：2610-2620.

[18] HUANG H Y,LIN S W,CHUANG L P,et al. Severe OSA associated with higher risk of mortality in stage Ⅲ and Ⅳ lung cancer [J]. J Clin Sleep Med,2020,16(7)：1091-1098.

[19] HUNYOR I,COOK K M. Models of intermittent hypoxia and obstructive sleep apnea：Molecular pathways and their contribution to cancer [J]. Am J Physiol Regul Integr Comp Physiol,2018,315(4)：R669-R687.

[20] MARRONE O,BONSIGNORE M R. Obstructive sleep apnea and cancer：A complex relationship [J]. Curr Opin Pulm Med,2020,26(6)：657-667.

[21] SECKIN Z I,HELMI H,WEISTER T J,et al. Acute pulmonary embolism in patients with obstructive sleep apnea：Frequency,hospital outcomes,and recurrence [J]. J Clin Sleep Med,2020,16(7)：1029-1036.

[22] PENG Y H,LIAO W C,CHUNG W S,et al. Association between obstructive sleep apnea and deep vein thrombosis/pulmonary embolism：A population-based retrospective cohort study [J]. Thromb Res,2014,134 (2)：340-345.

[23] XU J,WANG X,MENG F,et al. The role of obstructive

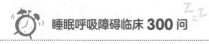

sleep apnea on the prognosis of pulmonary embolism：A systemic review and meta-analysis [J]. Sleep Breath，2021,25（3）：1419-1426.

[24] GARCÍA-ORTEGA A，MAÑAS E，LÓPEZ-REYES R，et al. Obstructive sleep apnoea and venous thromboembolism：Pathophysiological links and clinical implications [J]. Eur Respir J,2019,53（2）：1800893.

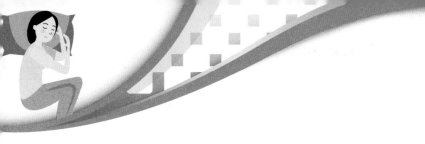

第五章　睡眠呼吸障碍与心血管疾病

第一节　睡眠呼吸障碍与高血压

84. 睡眠呼吸障碍与高血压间的关系如何？

睡眠呼吸障碍中与高血压最密切、研究最多的是OSAHS。流行病学调查显示,50%～92%的OSAHS患者合并有高血压,30%～50%的高血压患者同时患有OSAHS。目前已明确,OSAHS是高血压发病的重要危险因素,独立于年龄、性别、吸烟、BMI、遗传等因素的影响,而高血压对OSAHS的发生及发展也产生重要影响。

85. OSAHS 与高血压共同的危险因素有哪些?

（1）年龄：OSAHS 在 65 岁以上人群中的发病率较中青年人群可高出 2～3 倍，且治疗效果和预后均明显较中青年人群差。高血压的发病率同样随着年龄增长而增加。

（2）肥胖：流行病学调查显示，肥胖是引发 OSAHS 的强危险因子，体重每减轻 10%，AHI 可下降 26%；而肥胖早已被证实是高血压的危险因素。

（3）种族：种族是 OSAHS 流行率的独立影响因素。睡眠呼吸障碍发病率在白种人与非裔美国人中相近，但重度睡眠障碍患者在非裔美国人群中更多见，排除 BMI、性别、年龄等因素后，非裔美国人重度睡眠障碍发生率较白种人高出 2.55 倍。另一项纽约睡眠心脏健康研究调查数据显示，OSAHS 在日本高血压人群中的发病率为 10%，是所调查西方高血压人群发病率的 1/3，而高血压在中国 OSAHS 人群中的患病率可达 56.2%，与西方人群患病率相似，这些结果间的差异仍需进一步深入研究。

86. 血压变化有昼夜节律吗?

正常状态下，血压在睡眠过程中会较清醒状态下降 10%～20%，称为"杓型"血压模式，这种变化模式与深睡眠数量及睡眠片段指数密切相关。夜间血压不降("非杓型"血压模式)甚至发生夜间高血压,会造成终末器官损伤,继发心血管事件。大部分的高血压患者同样具有"杓型"血压模式,"非杓型"血压模式可见于:①自主神经功能紊乱;②充血性心力衰竭;③慢性肾脏疾病;④ OSAHS。

 87. OSAHS 引起哪种类型的高血压?

OSAHS 引起的高血压有以下类型:

(1)**难治性高血压**:难治性高血压也称反复性高血压,是指使用包括利尿剂在内的三种降压药物仍不能有效控制的血压。OSAHS 是导致难治性高血压的一个重要原因,且 OSAHS 病情越重,通过增加降压药物控制血压的效果越差,这可能与 OSAHS 患者血醛固酮水平增高有关。

(2)**隐匿性高血压**:隐匿性高血压是指患者在医院测量血压正常,而动态血压监测或在家中所测血压升高的现象,包括应激性高血压、晨起高血压和夜间高血压(夜间血压>120/70mmHg),其中 OSAHS 患者最常见的为晨起及夜间高血压。据研究报道,1/3 血压正常的 OSAHS 患者都存在隐匿性高血压,但不能排外肥胖在其中的交互作用。

(3)**肺动脉高压**:血管内肺动脉压测定显示肺动脉压在呼吸暂停时降低,复通气后升高;另外,低氧血症和高碳酸血症也参与了肺动脉压升高的过程。因此,OSAHS 也被认为是肺动脉高压的独立危险因素。

 88. 睡眠呼吸障碍引起血压升高的机制是什么？

目前认为,睡眠呼吸障碍引起血压升高的机制包括以下几个方面:

(1)慢性间歇性低氧:OSAHS 患者夜间发生反复的低氧 - 复氧循环,可以直接损伤内皮功能,还可增加血管收缩内啡肽 1 的水平、增加外周化学感受器和交感神经活性。

(2)内皮功能紊乱:内皮功能紊乱可能是 OSAHS 患者发生心血管事件的重要启动因子。中度 OSAHS 患者可出现内皮细胞依赖的舒张功能下降,在血压正常的 OSAHS 患者中亦可检测到内皮细胞依赖的舒张功能受损。可能与 OSAHS 患者内皮细胞分泌血管舒张因子 NO 水平降低、循环池中内皮细胞前体细胞减少、多种信号通路蛋白参与有关。

(3)炎症与氧化应激:OSAHS 患者夜间发生反复的低氧 - 复氧循环,可促进大量活性氧产生,激发系统性炎症,最终损伤内皮功能。有研究表明,OSAHS 患者 C 反应蛋白水平明显升高,且与 OSAHS 的严重程度相关;也有学者报道,慢性间歇性低氧可以引起 HIF-1α 蛋白增高、HIF-2α 蛋白下降,这种 HIF 失衡可增加活性氧。

(4)神经循环机制:OSAHS 介导的低氧血症和高碳酸血

症可导致交感神经系统过度兴奋、肾素血管紧张素醛固酮系统持续激活,从而引起血压升高,OSAHS 患者经 CPAP 治疗后尿儿茶酚胺水平可明显降低也间接证实了这一点。

(5)**睡眠片段化**:OSAHS 患者睡眠质量明显降低,而睡眠效率低和睡眠持续时间短又可进一步使血压升高。有研究表明,睡眠剥夺可明显增加动脉硬化、内皮功能紊乱、交感神经活性、"非杓型"夜间血压模式和胰岛素抵抗的发生,增加高血压发病率。

89. 高血压对 OSAHS 的影响是什么?

高血压可通过以下机制影响 OSAHS:

(1)**上气道张力降低**:来自动物实验和人类研究的数据表明,血压的急性增高可导致颏舌肌电活动减少,上气道张力降低。

(2)**容量超负荷**:体内液体容量过剩可促进高血压的发生,而且可能加重患者睡眠呼吸暂停程度。针对终末期肾病患者的小型研究提示此类患者因容量超负荷可导致肺水肿,减少肺容量、降低气道直径,从而引发 OSAHS。

(3)**夜间体液再分布**:正常人因为重力作用日间体液积聚在下肢的血管间隙和细胞间隙,当夜间卧位时体液会因为重力作用向口咽部重新分布,但此现象在高血压患者中更明显,这能增加颈围及咽部气流阻力,导致上气道狭窄,进而诱发阻塞性睡眠呼吸暂停。

（4）醛固酮增多：醛固酮在顽固性高血压中发挥重要作用，目前认为，高血压患者醛固酮水平的增高是促进 OSAHS 发生及发展的潜在因素，其可能通过改变上呼吸道平滑肌内皮细胞完整性、增加细胞旁通透性而引发咽部周围局部水肿，继而导致 OSAHS 发生。

90. 高血压与 OSAHS 的严重程度有关吗？

有研究探讨了 113 例 OSAHS 患者的血压、肾酶和 AHI 的关系，发现在正常人 AHI 与肾酶水平无相关，但在 OSAHS 患者，AHI 与肾酶水平呈负相关，进一步的多元回归分析提示，升高的 AHI 与低水平肾酶、高 BMI 和高血压密切相关。

91. 睡眠质量对血压的影响如何？

睡眠质量可明显影响血压波动。

（1）**睡眠剥夺**：健康个体经短期睡眠剥夺后可出现收缩压、舒张压的升高和心率的增快，以及尿去甲肾上腺素排泄增多，这提示睡眠剥夺可能通过兴奋交感神经影响血压。值得注意的是，睡眠剥夺对血压的影响无性别差异，但仅在男性群体中发现休息状态肌肉交感神经活性发生改变的现象。

（2）**睡眠时间**：多个研究发现，夜间睡眠时间低于 7～8h/

晚的人群,高血压发病率可增加 20%,尤其是在小于 65 岁的
人群和女性群体中。

（3）**失眠**:失眠同样是高血压的一个危险因素。血压正常
的慢性失眠症患者夜间收缩压明显升高,且"杓型"血压模式
转换明显迟钝。

 92. 不同睡眠障碍对血压的影响如何?

不同睡眠障碍对血压的影响不同,主要表现如下:

（1）**不宁腿综合征**:指小腿深部于休息时出现难以忍受的不
适,运动、按摩可暂时缓解的一种综合征,临床表现为夜间睡眠
时,双下肢出现极度的不适感,迫使患者不停地移动下肢或下地
行走,导致患者发生严重睡眠障碍。在不宁腿综合征患者中约
80% 合并周期性肢动症,即夜间频繁、不自主的下肢(包括臀、
膝、踝部)抽动。周期性腿动症在不合并不宁腿综合征的患者中
发病率约 25%,尤其是 65 岁以上人群。周期性腿动症伴或不
伴微觉醒可通过引发交感 - 迷走神经失衡,进而影响血压调节。

（2）**发作性睡病**:是以不可抗拒的短期睡眠发作为特点的
一种疾病,其特点是伴有异常的睡眠倾向,包括白天过度嗜睡
或夜间睡眠不安和病理性 REM 睡眠。多于儿童或青年期起
病。1/3 发作性睡病患者夜间血压下降程度低于 10%,夜间
REM 期收缩压明显升高。发作性睡病是唯一增加 REM 期
收缩压的疾病。

93. 什么样的睡眠问题可以引起高血压？

睡眠问题包括睡眠紊乱（睡眠呼吸暂停、失眠、不宁腿综合征等）、睡眠时间短（夜间睡眠＜7 小时）或睡眠质量差（1 个月中发生以下睡眠问题之一达 5～30 次：①难以入睡；②夜间易醒难以再入睡；③晨起早醒难以再入睡；④夜间睡多久都感觉日间疲惫；⑤白日嗜睡；⑥睡眠不足）。

一项大型研究显示，复合型睡眠问题较单一型睡眠问题引起的高血压患病率更高。

94. 睡眠习惯差与睡眠紊乱引起的高血压有哪些可能机制？

正常个体睡眠紊乱或睡眠习惯差同样可以引起血压波动，其机制可能是：

（1）睡眠数量 / 质量改变引起 NERM 期"杓型"血压下降模式消失。"杓型"血压模式消失导致交感神经持续兴奋，影响血压。与 OSAHS 患者交感神经兴奋的机制不同，睡眠剥夺并非通过慢性间歇性低氧兴奋交感神经，而是通过 NREM 期睡眠减少引起。

（2）睡眠剥夺使下丘脑 - 垂体 - 肾上腺皮质轴被激活，血管紧张素 Ⅱ 和肾上腺素释放增多，影响血压波动。

（3）睡眠质量差引起多种细胞因子释放，如白介素 -6

（IL-6）、肿瘤坏死因子 -α（TNF-α），引发炎症、氧化应激和内皮功能失调。

 95. 口腔矫治器治疗能降低 OSAHS 患者的高血压吗？

口腔矫治器治疗是通过增加口咽和下咽部气道空间来稳定上气道，可用于轻中度 OSAHS 患者及不能耐受 CPAP 治疗的重度患者。应用口腔矫治器治疗后可适度降低收缩压、舒张压和平均动脉压，而轻度血压下降即可明显降低冠状动脉病变和卒中风险。

 96. CPAP 治疗对 OSAHS 合并的高血压有影响吗？

2007 年以来，许多学者观察了 OSAHS 合并高血压患者应用 CPAP 治疗后血压的变化，并进行了大量 meta 分析，部分研究显示 CPAP 治疗对患者的血压并无影响，部分研究则表明 CPAP 治疗可明显降低收缩压、舒张压和平均动脉压。出现研究结果不一致的原因可能来源于入组人数、人群特征、病情严重程度、共存疾病、机器性能、患者耐受性、测量误差等多方面因素。但可以肯定的一点是，对于年轻、日间嗜睡严重、程度较重及对 CPAP 耐受性好的患者，CPAP 治疗可以明显降低其日间收缩压与舒张压。

97. 各类降压药物对 OSAHS 引起高血压的治疗效果如何?

目前关于降压药物对 OSAHS 合并高血压患者血压影响的研究结果总结如下:

(1)β受体阻滞剂尤其是阿替洛尔,可降低交感神经活性,发挥降血压以外的作用,且较其他四类降压药物在降低夜间平均收缩压与舒张压方面效果更显著。

(2)血管紧张素转换酶抑制剂可通过诱发上气道炎症加重 OSAHS。

(3)硝苯地平较卡维地洛可明显降低夜间平均和最低收缩压,但钙通道阻滞剂对缺氧引起的高血压效果差,且可能影响 OSAHS 患者睡眠时间,故而并不是 OSAHS 合并高血压患者的理想药物。

(4)对未合并体液潴留的 OSAHS 合并高血压患者,利尿剂降压效果并不理想。

(5)尽管在未经治疗的 OSAHS 合并高血压患者中单独用 CPAP 治疗也可获得明显的降压效果,但若与缬沙坦联合则可将降压效果提高四倍。

(6)难治性高血压在充分使用包括利尿剂在内的三种降压药物仍不能获得满意的降压效果时,加用 CPAP 治疗可明显降低患者血压,但若 CPAP 治疗时间低于 5h/ 晚,则效果不明显。但目前的研究由于受到未评估危险因素、高血压病程、病情程度、并存疾病及并发症、药物联合的相互作用等多种因素制约，所获结论仍有待进一步证实。

98. 非药理学方法对 OSAHS 引起的高血压有治疗效果吗？

①肾脏去神经疗法可明显降低 OSAHS 患者的 AHI 及高血压程度；②据报道，刺激颈动脉压力感受器可治疗顽固性高血压，也可降低 AHI；③颈动脉体消融术可明显降低缺氧引起的高血压；④留置降压装置 ROS Coupler：在髂动静脉间嵌入回形针大小的植入物可明显降低血管阻力、增加动脉顺应性、减轻动脉硬化，为顽固性及 OSAHS 合并高血压患者带来新的治疗机会。

第二节　睡眠呼吸障碍与心律失常

99. OSAHS 与心律失常有什么关系？

据报道，约 58% 的 OSAHS 患者存在心律失常，且其发病率随 OSAHS 严重程度增加而显著增加，OSAHS 患者的心血管事件发病率和死亡率也因此明显增高。同时，OSAHS 也是夜间心律失常的原因之一。

100. OSAHS 引发哪些类型的心律失常？

OSAHS 所致心律失常包括缓慢型心律失常、快速型心律失常及心源性猝死。其中以缓慢型心律失常最常见，主要为窦性心动过缓、窦性停搏、窦房传导阻滞、房室传导阻滞和长 QT 间期综合征。快速型心律失常包括窦性心动过速、各种期前收缩、房颤、房扑、室上性心动过速及室性心动过速等，其中以房性和室性期前收缩最为常见。

101. 睡眠障碍引起的各型心律失常有什么特点？

睡眠障碍所引起的心律失常相当普遍，其预后与心律失常并发的潜在心脏疾病密切相关。

（1）**房性 / 室性期前收缩**：房性 / 室性期前收缩可见于健康人群，尤其是具有咖啡因、饮酒、电解质紊乱、睡眠障碍等诱因时。健康人群监测到房性 / 室性期前收缩预测意义十分有限。在心脏疾病患者中监测到房性 / 室性期前收缩对预后评估有一定价值，但无特异性。但睡眠状态下，室性期前收缩通常会明显减少，如果室性期前收缩增多，则提示可能存在睡眠紊乱。

（2）**心力衰竭下的室性心律失常**：心力衰竭患者继发睡眠障碍的比率很高，与恶性心律失常的发生独立相关。经除颤心脏再同步治疗、抗心动过速治疗等正规心力衰竭治疗后,合并睡眠呼吸障碍尤其是中枢性睡眠呼吸暂停(CSA)的心力衰竭患者发生恶性心律失常事件的比例仍高,而经适应性伺服通气治疗后可明显降低恶性心律失常事件。

（3）**缓慢型心律失常**:有研究对 29 例合并夜间严重缓慢型心律失常的 OSAHS 患者进行心脏电生理检查,结果显示所有患者均无窦房结和房室传导功能的异常,而 CPAP 治疗可以明显改善这些心律失常。因此对于合并夜间缓慢型心律失常的 OSAHS 患者,若心电传导正常,可在安装起搏器前先行 CPAP 治疗。

（4）**室性心律失常**:OSAHS 患者睡眠时室性期前收缩的发生率较正常人明显增加。在排除了糖尿病、高血压、心力衰竭等因素的影响后,OSAHS 患者更易并发非持续性室性心动过速和复杂性室性期前收缩如二联律、三联律等。如患者存在左室功能不全,室性心律失常引起猝死的风险明显增大,如左室功能正常,室性心律失常易发生在睡眠呼吸暂停时。

（5）**房颤**:OSAHS 与房颤有共同的危险因素,包括男性、高血压、充血性心力衰竭、冠状动脉粥样硬化性心脏病等。肥胖和 OSAHS 已被证实是小于 65 岁人群房颤发病的独立危险因素,CPAP 治疗可明显降低合并 OSAHS 的房颤患者电复律后的复发。

102. OSAHS 的病理生理变化如何影响心律?

OSAHS 的病理生理变化可通过以下机制影响心律:

(1)**慢性间歇性低氧**:夜间反复发生的呼吸暂停与低通气导致低氧血症反复发生,其对机体的危害主要表现在以下三方面。

1)慢性间歇性低氧可直接损害窦房结功能,增高异位起搏点兴奋性,导致心律失常发生。

2)自主神经功能紊乱:发生呼吸暂停时,迷走神经逐渐兴奋,慢性间歇性低氧及反复发生的缺氧 - 复氧刺激颈动脉体,发生过度换气和交感神经兴奋,这种交感 - 迷走神经功能的严重失衡使心律失常发病率明显增加。低氧血症可引起心动过缓也可引起心动过速。动物实验发现,缺氧刺激颈动脉体引起迷走神经活性增强可引起心动过缓,而交感神经活性增强可引起心动过速,这种心动过速可以通过神经丛消融及自主神经阻断来阻止。心律失常发生率与缺氧时间及程度密切相关。

3)氧化应激反应产物增多:反复发生的缺氧 - 复氧循环可通过抑制线粒体呼吸链复合物Ⅰ合成、减少还原型辅酶Ⅱ和黄嘌呤氧化物产物、增加活性氧,降低抗氧化物水平。动物实验发现,慢性间歇性低氧引起的氧化应激可导致蛋白质氧化和心肌脂质过氧化,心肌脂质过氧化可导致左室功能不全;氧化应激可增加心律失常风险,这是由于氧化应激可降低 ATP 水平,导致线粒体膜电位振荡以及 Ca^{2+}、K^+、还原型辅酶Ⅰ、二磷酸腺苷(ADP)和三羧酸循环产物浓度的改变,这些改变可导致心电活动的不同步引发心律失常。另外,氧化应激除了对细胞的直接作用外,还可通过增强颈动脉体交感活性及提高肾上腺素儿茶酚胺水平应对低氧血症。

(2)微觉醒:微觉醒的目的是从睡眠状态保持清醒,保持清醒状态时的呼吸模式和正常血气,但这种机体的自我调节使自主神经功能发生紊乱。动物实验发现,人为刺激或自发的微觉醒都会引起交感神经活性增强,而副交感神经活性减弱,进一步引起心率增快、血压增高、冠脉血管阻力升高。PSG 检查发现,OSAHS 患者的微觉醒发生在呼吸暂停或低通气末,明显伴随交感神经活性增强及血压升高。另外,微觉醒所致的交感神经急性活化促进冠脉血管收缩导致局部微缺血,延长心肌去极化,导致心律失常。OSAHS 患者心电图监测可发现其 ST 段降低,提示心室存在微缺血,且与微觉醒指数及日间尿肾上腺素排出率密切相关。

(3)胸膜腔内压的改变:

1)胸膜腔内压改变对胸腔结构的影响:呼吸暂停时胸内负压增加,最低可达 -80mmHg。反复发生的胸膜腔内压降低可牵拉心脏及胸内血管,短期可导致心脏电活动受影响,长期造成心脏重塑,导致心房与心室相关的心律失常发生。另外,急性牵拉可导致牵拉引起的 Ca^{2+} 通道激活,促进早期及晚期后去极化,诱发室性心律失常。综上所述,OSAHS 发生的反复胸内负压改变可致心脏电活动及结构的重塑诱发心律失常。

2)胸膜腔内压改变与自主神经功能紊乱:动物实验证实胸内负压增加可通过交感 α 和 β 通路、副交感神经活性及神经节丛介导,导致心房有效不应期缩短,诱发房颤。因此,呼吸暂停与低通气导致胸膜腔内压急剧变化,可急性增强交感神经活性,诱导心律失常发生。

 103. OSAHS 对房颤有什么影响?

OSAHS 与房颤有共同的危险因素,如男性、高血压、充血性心力衰竭、冠状动脉粥样硬化性心脏病等。国外调查显示作为卒中和心力衰竭重要危险因素的房颤与 OSAHS 密切相关。对于 AHI>30 次 /h 的 OSAHS 患者,房颤发生率较健康人群高出 4 倍,且其发生率与 BMI、年龄、高血压均独立相关。肥胖和 OSAHS 亦被证实是小于 65 岁人群房颤发病的独立危险因素。一旦房颤合并 OSAHS,若未对 OSAHS 进行治疗,经电复律转复后 1 年内房颤的复发率会非常高。有学者对 106 例房颤电复律患者进行随访观察,发现合并 OSAHS 且未经治疗的患者 1 年内房颤的复发率远远高于其他患者。

OSAHS引起房颤的病理生理机制如何?

　　OSAHS 引起房颤的病理生理机制尚未完全清楚,可能与以下机制有关:

　　(1)**胸膜腔内压改变**: OSAHS 患者发生的上气道反复阻塞可引起高达 65mmHg 的压差改变,这种压差可传导到心房,引起心房扩大和纤维化,这两者是房颤的危险因素。另外,这种透壁力还可引起组织应力改变和肺静脉开口重塑,同样是引起房颤的重要原因。而呼吸暂停期间气道内负压可引起右房充盈时间缩短、迷走神经兴奋,也会进一步引起房颤。

　　(2)**自主神经功能活性紊乱**: OSAHS 患者发生的反复夜间睡眠呼吸暂停,一方面使化学感受器诱导的交感神经活性增强,另一方面使压力感受器敏感性下降,副交感神经活性减弱,心率变异性受损。心率变异性受损和血压变异性增高明显增高心血管风险,与心力衰竭、心肌梗死、心律失常及猝死密切相关。

　　(3)**心房重塑**: OSAHS 可引起高血压,进一步进展引起左室压力增高、左室扩大,舒张功能受损,舒张功能下降是发生房颤的强预测因子。房间传导阻滞是房颤发生的病理基础,中重度 OSAHS 患者房间传导阻滞发生率增高。另外,多项研究报道,OSAHS 还可影响心房肌层,引起心房重塑。

　　(4)**炎症**:C 反应蛋白是系统性炎症和心血管危险因素的敏感指标。有研究认为,C 反应蛋白与 OSAHS 严重程度呈正相关,且与包括肥胖在内的共存疾病独立相关。而房颤患者 C 反应蛋白明显升高,且持续性房颤患者较阵发性房颤患者 C 反应蛋白水平更高。提示 OSAHS、炎症及房颤间存在一定关系,可能与容量超负荷状态相关。

 105. 治疗 OSAHS 能改善房颤吗?

OSAHS 的早期治疗方法为支气管造瘘,可减轻上气道阻塞,也发现支气管造瘘后包括房颤在内的多种心律失常的发生率也明显降低。CPAP 是目前治疗中重度 OSAHS 的一线选择,对于合并 OSAHS 房颤患者,目前认为 CPAP 治疗可明显降低房颤的发生率,改善房颤治疗的疗效,降低房颤的复发率。一项纳入 10 132 例房颤患者的研究表明,18% 合并 OSAHS,与未接受 CPAP 治疗的患者相比,应用 CPAP 治疗者不易发展为持续性房颤。

 106. OSAHS 对心动过缓、窦性停搏及房室传导阻滞有怎样的影响?

OSAHS 患者中发生心动过缓的比率可达 8%~95%,心动过缓的发生与低氧血症密切相关。心动过缓、房室传导阻滞、窦性停搏及心搏骤停在无心脏基础疾病的 OSAHS 患者中的发生率可达 18%,相较之下,60~85 岁健康老年人夜间心动过缓发生率仅 3%。据报道,心动过缓发生率与 OSAHS 严重程度相关,AHI<60 次 /h 者,心动过缓发生率约为 8%,而 AHI>60 次 /h 者,心动过缓发生率可高达 20%。OSAHS 患者二度及三度房室传导阻滞发生率可达 10%,健康对照组仅 1%。有报道显示,8 周的 CPAP 治疗可明显降低 OSAHS 患者>3 秒的心脏停搏及<40 次 /min 的心动过缓的发生次数。亦有报道认为,CPAP 治疗对心动过缓事件无明显作用。报道结论的不同可能与入组标准、治疗时间、研究例数等差异相关,仍需进一步随机对照试验进行证实。

 107. OSAHS 是否影响室性心律失常?

正常人夜间室性期前收缩发生率为 5%,而 OSAHS 患者可高达 14%~74%。OSAHS 引起的室性期前收缩多发生在呼吸暂停末氧分压明显下降时,与 AHI 密切相关。一项基于社区人群的研究发现,重度 OSAHS 患者夜间非持续性室性心动过速、复杂性室性异搏(包括二联律、三联律、四联律)发生率分别为 5%、25%,均明显高于非 OSAHS 患者。合并 OSAHS 的室性心律失常经心律转复除颤器治疗后复发率高。但也有报道认为,OSAHS 患者睡眠与清醒状态下室性心律失常与室性期前收缩的发生无明显差别。而对于 CPAP 的治疗效果报道同样不一,有报道认为 CPAP 可使室性期前收缩发生率降低 58%，同时尿肾上腺素水平也降低；也有报道认为并未观察到 CPAP 的有效治疗作用。因此，OSAHS 与室性心律失常间的关系及 CPAP 对其治疗作用仍需进一步大量随机对照试验进行研究。

108. OSAHS 能引起心源性猝死吗？

凌晨 0:00—6:00 是 OSAHS 患者心源性猝死的高发时间段，其夜间心肌梗死的发生率高达 32%，而健康对照组仅 7%。OSAHS 患者夜间睡眠中还可以观察到的恶性心律失常包括室性停搏（可达 13 秒）、室性心动过速和室颤，且与 AHI 严重程度相关。目前，OSAHS 被认为是恶性心律失常、心源性猝死发生的危险因素。据报道，CPAP 治疗可使恶性心律失常发生率降低 87%，但 CPAP 依从性差的患者从中获益有限。

第三节　睡眠呼吸障碍与心力衰竭

109. 目前心力衰竭的概况如何？

据我国 2020 年流行病学调查显示，成人心力衰竭患病率为 1.3%，且随着年龄的增长而增加，男性发病率明显高于女性。冠心病(主要是心肌梗死)和高血压仍是心力衰竭的主要病因。心力衰竭的预后较差,堪比肿瘤,慢性心力衰竭五年生存率在男性中约为 25%～50%,在女性中约为 38%～50%。虽然目前心力衰竭治疗较以往的传统途径(包括药物治疗、电疗法及心脏手术)有所突破,血管再生技术、血管手术、心肌成形术、心脏再同步治疗、植入式除颤器、射频消融、心脏移植、心室辅助装置(包括人造心脏)、激光治疗、细胞治疗、基因治疗等的确为心力衰竭治疗带来了新的机遇,但仍具有局限性,需要继续寻找心力衰竭治疗的有效策略。

110. 心力衰竭患者常见的睡眠呼吸障碍有哪些类型?

可引起心力衰竭的睡眠呼吸障碍类型有以下几种。① OSAHS:反复发生的上气道阻塞导致呼吸气流停止或受限;② CSA:呼吸中枢冲动发放消失导致呼吸气流及胸腹运动停止。心力衰竭常伴随的陈 - 施(Cheyne-Stokes)呼吸模式是一种特殊的 CSA。心力衰竭患者中睡眠呼吸障碍发生率并无一致结论,有报道提出,60% 的慢性心力衰竭患者存在睡眠呼吸障碍,其中 CSA 为 36%,OSAHS 为 12%。心力衰竭中高发的睡眠呼吸障碍增加了疾病死亡率。

111. OSAHS 对心脏功能有直接影响吗？

有直接影响。

首先，OSAHS 患者发生呼吸暂停时，由于上气道闭塞产生巨大的胸内负压，一方面使左室透壁压（心内压与胸膜腔内压之差）明显升高，左室后负荷明显增加；另一方面明显增加静脉回流，使右室前负荷增加，还可通过扩张右室、左移室间隔而导致左室前负荷减少。这种左室后负荷增加和前负荷不足可引起心搏量和心排血量进行性减少，心肌收缩力减弱，进而导致左心衰竭。其次，呼吸暂停引起的缺氧也可通过收缩肺血管使右室后负荷增加，还能通过增强交感神经活性使血压、心率升高，增加心肌耗氧量，加重心肌缺血，从而加速心力衰竭的发生及发展。

112. OSAHS 对心脏功能会产生哪些间接影响？

第一，OSAHS 常常与高血压伴行，而高血压是左室肥大和功能失调的重要因素，很可能是导致心力衰竭的间接因素。第二，OSAHS 患者发生冠状动脉疾病和缺血性心肌病的风险增高，主要原因为：①由于慢性间歇性低氧与暂停后复氧导致氧化应激，产生大量活性氧，通过核转录因子激活大量炎症介质，减弱血管内皮功能；②OSAHS 患者往往伴随心肌灌注功能不足;③ OSAHS 患者易表现出早期动脉硬化的征象,如颈动脉内 - 中膜厚度和动脉僵硬度增加。第三,一旦发生严重的冠脉疾病(如心肌梗死),OSAHS 相关的慢性间歇性低氧、胸内负压增大及高血压可加剧心肌氧供与氧需间的不平衡,引起左室功能失调和心力衰竭。

113. CSA 对心脏功能有什么影响?

目前研究表明,CSA 是影响心力衰竭预后进程的独立危险因素,可使心力衰竭患者晚期死亡率增加一倍。与 OSAHS 一样,CSA 发生的呼吸暂停可导致经肺压力感受器传导的中枢交感神经抑制作用消失,此作用与慢性间歇性低氧、二氧化碳潴留及觉醒引起的周期性交感神经激活作用相叠加,最终导致夜间交感神经活性逐渐增强,这种不利作用甚至可以延续到白天清醒状态。据调查,CSA 合并心力衰竭的患者发生室性心律失常的概率更高,这可能与神经活性增强有关。

114. OSAHS 合并心力衰竭的流行病学如何?

与正常人群相比,OSAHS 患者发生心力衰竭的比例大大增加。AHI≥15 次 /h 的 OSAHS 患者心力衰竭发病率达 12%～26%,AHI≥15 次 /h 的 CSA 患者心力衰竭发病率达 21%～37%。在心力衰竭患者中,睡眠呼吸暂停现象出现早的患者心功能恶化迅速且预后不佳,AHI≥15 次 /h 的 OSAHS 合并心力衰竭患者死亡率较其他患者明显增高。同时,大量研究表明,CSA 是心力衰竭患者死亡的独立预测因素,但睡眠呼吸暂停与心力衰竭发病率及死亡率之间到底是因果关系还是相关关系,至今尚未明确。

115. 治疗心力衰竭是否改善合并的 OSAHS?

心力衰竭与睡眠呼吸障碍存在交互作用,常规抗心力衰竭药物如血管紧张素转化酶抑制剂、利尿剂、β 受体阻滞剂可不同程度地改善 OSAHS 和 CSA 的严重程度,但不能降低心力衰竭患者睡眠呼吸障碍的发生率。亦有报道提出,重度 OSAHS 合并心力衰竭患者经呋塞米及螺内酯治疗 3 天后,AHI 明显下降。

116. 治疗 OSAHS 影响并存的心力衰竭吗?

针对 OSAHS 的不同治疗方案对心力衰竭产生的影响不一。减重可以降低轻中度 OSAHS 患者的 AHI,但在 OSAHS 合并心力衰竭的患者中并无明显疗效,这是由于肥胖主要是在 OSAHS 的病理过程中发挥作用,而在心力衰竭的病理过程中起效甚微,并且减重需要较长时间且效果难以保持。口腔矫治器和外科治疗对于 OSAHS 合并心力衰竭的患者是否受益目前尚无定论。目前,很多随机研究证实,整夜 CPAP 治疗可以使低氧得到纠正、胸内负压摆动消失、夜间血压降低,明显减轻心脏前后负荷、降低心率,从而改善患者心功能。

 治疗 CSA 是否可改善合并的心力衰竭?

CSA 的治疗方式有多种,简述如下:

(1)茶碱:通过刺激呼吸中枢、增加心脏收缩及提高呼吸暂停二氧化碳分压限值来降低 AHI 及 CSA 的发生。但由于茶碱引起心律失常及猝死的风险较大,应引起注意。

(2)夜间氧疗:小规模随机对照研究显示,夜间氧疗可使心力衰竭合并 CSA 患者 AHI 下降 50%,并可降低整夜尿去甲肾上腺素水平及改善氧耗量峰值和通气效力。遗憾的是,研究人员并未观察到氧疗对心脏功能的改善效果。

(3)CPAP:心力衰竭合并 CSA 患者往往左室充盈压升高明显,从理论上讲,CPAP 可通过改善血流动力学起到有效的治疗作用,但临床效果却并不一致。快速给予 CPAP 低压力(5~7.5cmH$_2$O,1cmH$_2$O=0.098kPa)对 CSA 没有缓解作用,缓慢升高 CPAP 压力至 8~12.5cmH$_2$O 可有效降低 AHI、减弱交感神经活性及改善心功能。一项大型 CPAP 治疗 CSA 合并心力衰竭的分层研究显示,CPAP 并非对所有心力衰竭合并 CSA 患者有效,但对于经 CPAP 治疗 3 个月后 AHI 可降低到 15 次 /h 以下的患者,其心脏移植率明显降低。

(4)BiPAP 通气和适应性伺服通气:BiPAP 通气及适应性伺服通气治疗效果均优于 CPAP,适应性伺服通气较 CPAP 对心力衰竭合并 CSA 为主导的患者心功能改善更明显,而且对 OSAHS 和 CSA 共存的心力衰竭患者同样有效。

(5)膈神经刺激:膈神经刺激是近年来兴起的针对 CSA 合并心力衰竭的有创性治疗手段,仍需大样本研究进一步评估其长期有效性及安全性。

118. 氧疗对睡眠呼吸障碍合并心力衰竭有什么作用?

夜间氧疗可轻度降低 CSA 患者的 AHI,可抑制心力衰竭和陈 - 施呼吸患者的交感活性,还可降低血清脑钠肽水平,但对左室射血分数及睡眠、认知功能无明显改善作用。但值得注意的是,虽然夜间氧疗能消除低氧对呼吸控制和通气的不良影响,减少 CSA 的次数,减轻白日嗜睡和晨起头痛,但是其削弱了低氧对呼吸的驱动作用,可能导致严重的呼吸暂停和低血氧。

119. CPAP 治疗如何影响 OSAHS 合并心力衰竭?

CPAP 是目前治疗中重度 OSAHS 的一线选择,可明显降低心血管疾病的发病。长期夜间使用 CPAP 治疗的充血性心力衰竭患者可显著改善左室收缩功能,降低交感神经活性,降低收缩期血压,改善生活质量。未合并充血性心力衰竭患者使用 CPAP 治疗同样可以明显改善左室结构与功能,包括减轻室壁厚度,改善右室扩大和其收缩性。对于合并 OSAHS 和充血性心力衰竭的患者,即使短期 CPAP 治疗同样可通过降低心搏出量而获益。CPAP 治疗获益的机制可能与减轻胸膜腔内压、降低交感神经活性大幅度的波动及改善血氧浓度有关。

CPAP 治疗可改善心力衰竭合并陈 - 施呼吸患者的心脏功能及心力衰竭症状,提高射血分数,降低交感神经活性、降低死亡风险和心脏移植率。CPAP 通过降低心脏收缩与舒张时的胸膜腔内压和透壁压降低左室后负荷,并通过减少静脉回流及左右心室舒张末压降低前负荷。并非所有中枢性睡眠呼吸障碍的患者均可通过 CPAP 改善呼吸暂停,据报道,仅 43% 的陈 - 施呼吸患者可从中获益。而 CPAP 对扩张型心肌病的获益优于缺血性心脏疾病引起的心力衰竭,其对右室舒张 / 收缩末期容量的降低效果优于对左室。值得注意的是,使用 CPAP 治疗初始就可明显降低 AHI 的心力衰竭患者,其远期生存率可明显提高;而对 CPAP 治疗初始反应不明显者,其长期获益并不显著,甚至有害(尤其是对心力衰竭合并房颤患者)。

 120. **BiPAP 通气对睡眠呼吸障碍合并心力衰竭有影响吗?**

BiPAP 通气适用于不能耐受 CPAP 治疗的患者,虽然可降低 AHI 和微觉醒指数,但对睡眠结构并无显著改善。有学者比较了 BiPAP 通气与 CPAP 对不同类型睡眠呼吸障碍的临床效果,发现 BiPAP 通气对中枢性睡眠呼吸障碍的改善效果更佳。

 121. **适应性伺服通气对睡眠呼吸障碍合并心力衰竭的治疗作用如何?**

适应性伺服通气是目前最先进的辅助通气治疗模式,其可通过实时监测每分钟通气量及峰值流速及时调节呼吸机支持压力等相关参数,使呼吸机达到更好地适应患者通气的效果,保持与患者呼吸运动的高度同步性。具体来说,若患者通气不足,呼吸机快速增加支持压力;若患者通气过度,呼吸机快速降低支持压力;若患者呼吸模式正常,呼吸机提供一个最小支持压力避免过度通气和低碳酸血症;若发生暂停,呼吸机转换为带有呼吸频率支持的时间模式。适应性伺服通气对 CSA 合并心力衰竭患者较 CPAP 及 BiPAP 通气获益更多,有研究报道,适应性伺服通气可明显降低 CSA 合并心力衰竭患者 AHI、神经内分泌水平、脑钠肽水平、血儿茶酚胺水平、白日嗜睡症状,改善睡眠结构及睡眠质量(增加慢波睡眠却并不改变 REM 睡眠)、心脏功能、6 分钟步行试验距离及夜间氧分压和氧饱和度。

 ## 膈神经刺激治疗 CSA 合并心力衰竭有效吗?

膈神经刺激是近年来兴起的针对 CSA 合并心力衰竭的有创性治疗手段。膈神经刺激装置是与心脏起搏器类似的植入电极。对 16 例患者的初步临床观察显示,使用外置式刺激器 48 小时可减少 90% 的 CSA 事件,使总 AHI 降低 48%。虽然膈神经刺激显示出一定的临床疗效,但仍需进一步评估其有效性及安全性。

 ## 各种治疗方法对睡眠呼吸障碍合并心力衰竭患者的疗效比较情况如何?

有学者对不同治疗方式(包括氧疗、CPAP、BiPAP 通气、适应性伺服通气）的有效性做了比较研究,发现以上治疗模式均可减轻呼吸暂停和低通气状况,降低觉醒指数及改善睡眠质量,仅 BiPAP 通气及适应性伺服通气对睡眠结构有所改善,尤其后者的改善作用更明显。另外,适应性伺服通气降低AHI 效果最明显,且能明显改善患者心肺运动试验结果、左室射血分数和脑钠肽前体水平。

第四节　OSAHS 与肺动脉高压

 什么是肺动脉高压?

肺动脉压力可反映左房压力、心排血量及肺血管阻力功能。正常肺动脉压力为海平面静息状态下,右心导管检测肺动脉平均压<25mmHg,>25mmHg 则称为肺动脉高压。低氧、酸中毒、高碳酸血症、急性肺损伤等多种因素可引起肺动脉压力升高。另外,无创气道正压通气也可通过增加肺血管阻力造成肺动脉高压,而严重的肺动脉高压及肺动脉压急剧恶化可导致右心衰竭及急性心源性休克。

 肺动脉高压与 OSAHS 是怎样的关系?

肺动脉高压临床可分为五类,包括动脉型肺动脉高压、左心疾病所致肺动脉高压、血氧和/或肺部疾病引起的肺动脉高压、慢性血栓栓塞性肺动脉高压、多种机制和/或不明机制引起的肺动脉高压。睡眠呼吸障碍相关性肺动脉高压属于第三类。多项研究证实，OSAHS 是引起肺动脉高压的独立危险因素。

126. OSAHS 中肺动脉高压的发生情况如何？

多项研究提示，OSAHS 患者中肺动脉高压患病率较普通人群明显升高，为 30%～45%，多为轻中度，但由于存在肥胖、心肺共存疾病等诸多因素影响，并不能简单地将肺动脉高压归因为 OSAHS。小样本研究结果显示，不伴慢性心肺疾病的 OSAHS 患者中肺动脉高压发生率为 20%，肺动脉高压与 OSAHS 严重程度相关，可能与重度 OSAHS 的夜间低氧程度重有关。

127. 在睡眠呼吸暂停过程中，肺动脉压力怎样变化？

NREM 期的呼吸暂停—恢复通气循环可分为三个时相，每个时相的血流动力学都有其各自的特点。①呼吸暂停早期（Ⅰ期）：氧分压正常或轻微下降、心率稳定、胸膜腔内压摆动造成奇脉;②呼吸暂停晚期(Ⅱ期):进行性缺氧、胸膜腔内压持续摆动、心率增加、收缩压与舒张压升高、心排血量下降;③恢复通气期(Ⅲ期):此期通常伴有微觉醒,氧分压逐渐上升,胸膜腔内压摆动骤然降低,通气恢复初期心率增加、血压骤然升高。

肺动脉压在此呼吸暂停 - 通气循环中同样发生改变:Ⅰ期收缩期肺动脉压和舒张期肺动脉压轻微下降,Ⅱ期开始升高,Ⅲ期恢复通气的第 3～4 个呼吸周期达到峰值。夜间反复发生上述循环,清醒时肺动脉压回到基线水平。有研究发现,呼吸暂停过程中肺动脉压力可从(28±12)mmHg 升高到(39±16)mmHg。

128. OSAHS 怎样引起肺动脉高压?

OSAHS 导致肺动脉高压的机制可能与以下几方面相关:

(1)**低氧性血管收缩**:低氧可反射性引起肺血管收缩,引起肺动脉压力升高,而反复出现的间歇性低氧可使肺动脉结构发生改变,导致肺动脉血管重塑,引起持续性肺动脉高压。

(2)**高碳酸血症的影响**:高碳酸血症也可诱导肺血管收缩,并增强肺动脉血管对低氧的反应性,有学者观察到伴有高碳酸血症的 OSAHS 患者比不伴高碳酸血症的 OSAHS 患者低氧性肺血管收缩引起的肺动脉压力升高更明显。

（3）胸膜腔内压力的改变：OSAHS 患者为抵抗气道阻塞，吸气时胸腔负压增大，静脉回心血量增加，右室容量负荷和肺血流量增加，从而引起肺动脉压升高。胸内负压的升高还可增加左室后负荷，导致毛细血管后肺动脉高压。

（4）睡眠时相的影响：OSAHS 患者最大肺动脉压力在 REM 期高于 NREM 期，并且两期均明显高于清醒状态，这可能与 REM 期呼吸暂停时间更长、血氧饱和度更低有关。但也有研究认为矫正血氧因素后，REM 期肺动脉压力升高程度仍高于 NREM 期，提示可能还存在其他尚未明确的机制。

（5）氧化应激因素：反复缺氧—复氧循环引起氧化应激造成内皮功能损伤，内皮细胞释放一氧化氮使 OSAHS 患者肺循环受损、增加血管平滑肌张力、造成血管重塑。有研究发现，OSAHS 带来的慢性间歇性低氧比其他慢性呼吸系统疾病引起的持续性低氧更容易发生氧化应激，更容易引起肺动脉压力升高。

（6）神经体液因素：OSAHS 患者反复微觉醒引起交感神经兴奋性增强，儿茶酚胺释放增加，内皮素、肾上腺髓质素、C 型利尿钠肽等水平发生变化，影响肺动脉血管张力均可进一步引起肺动脉高压。

（7）血液黏滞度增加：重度夜间低氧可导致血黏度增加，在清晨更明显，也会增加肺动脉压力。

129. 低氧是 OSAHS 引起肺动脉压力升高的主要因素吗?

在 OSAHS 患者人群中,由于多病/多种因素共存,难以直接证实慢性间歇性低氧与肺动脉高压的关系,但应用慢性间歇性低氧动物模型(1~3 分钟完成 1 次缺氧—复氧循环),已明确发现造模数周后即可出现肺动脉高压、肺小动脉重塑及右室肥大。另外,夜间使用 CPAP 治疗 3~6 个月,肺动脉压力可明显下降,且这种改变并没有引起肺功能和日间血气分析结果的改变,提示夜间呼吸暂停和慢性间歇性低氧是引起肺动脉高压的重要原因。尽管如此,慢性间歇性低氧在 OSAHS 患者中所引起的肺动脉高压仅为轻度(平均动脉压接近 20~30mmHg),但却出现了明显的右室结构和功能的损伤,这种损伤与 AHI 相关。与其他引起肺动脉压力升高的疾病(如慢性肺病或左心衰竭)共存时,OSAHS 是否是引起右心扩大与衰竭的决定因素不得而知,但两种引起低氧的疾病(如慢性阻塞性肺疾病和 OSAHS)共存时,肺动脉高压及右室疾病严重程度均较单纯 OSAHS 时升高。

130. 哪些影响因素促进 OSAHS 引起持续性肺动脉高压?

OSAHS 引起持续性肺动脉高压的影响因素包括:

（1）**低氧引起肺血管重塑**：睡眠呼吸暂停时反复出现的慢性间歇性低氧可使肺动脉结构发生改变，导致肺动脉血管重塑，引起持续性肺动脉高压。

（2）**OSAHS 严重程度**：有报道认为重度 OSAHS 患者肺动脉高压发生率高，出现这种现象的原因可能与重度 OSAHS 患者夜间低氧血症程度更严重相关。

（3）**肥胖**：伴有肺动脉高压的 OSAHS 患者 BMI 往往较不伴肺动脉高压的 OSAHS 患者高，提示肥胖可能是肺动脉高压的一项危险因素。肥胖易引起肺动脉高压的原因可能与肥胖者血清脂联素明显下降相关，因为脂联素可以通过抑制血管收缩物质进而抑制肺血管炎症。

（4）**性别**：女性在各种原因引起的肺动脉高压中发病率均高于男性，女性 OSAHS 患者更易出现肺动脉高压，其具体机制不清，可能与潜在的结缔组织病、雌激素作用或基因易感性相关。

（5）**遗传因素**：OSAHS 是一种复杂疾病，有家族聚集及遗传倾向。与 OSAHS 相关的遗传基因多是肥胖和体脂分布异常、上气道通气控制异常、颌面部形态及脂联素相关基因，这些基因很可能参与 OSAHS 引起的肺动脉高压，仍需进一步研究验证。

131. OSAHS 并发肺动脉高压后是否影响原发病的预后？

无肺部基础疾病及左心相关疾病的 OSAHS 患者仅引起轻中度肺动脉压力升高，重度 OSAHS 患者可引起右心功能改变，但是否因此引起右心功能衰竭尚无足够证据。但 OSAHS 若合并其他慢性肺部疾病、肥胖低通气综合征或左室疾病，则可导致严重的右心功能损伤甚至右心衰竭。

第五节　OSAHS 与冠心病

132. OSAHS 与冠心病是否相关？

前瞻性横断面研究发现，OSAHS 是引起冠脉疾病的独立危险因素，AHI 越高，引发冠脉疾病的风险越大。据统计，重度 OSAHS 患者较非睡眠呼吸障碍患者的心血管意外事件发生率可高出 3 倍，尤其是夜间（0:00—6:00）心肌梗死发生率。一项随访 8 年的研究显示，OSAHS 是小于 70 岁人群心血管事件（如心肌梗死、血管再形成和心血管死亡事件）的独立预测因素，且不受性别限制。另外，也有研究显示，不同时期的急性冠脉综合征患者中 OSAHS 的诊断率并不同,一项对52例首次诊断急性冠脉综合征的患者研究发现,在患者发生心肌梗死第三天行PSG检查,存在OSAHS者可达54%,6个月后的诊断率则降为21%,这提示急性冠脉综合征期间患者可发生短暂的OSAHS,而且OSAHS严重程度可随病程与梗死后生活方式的改变(如减少吸烟)而改善。

 ## 133. OSAHS引起冠心病的可能机制有哪些?

OSAHS引起冠脉疾病的病理生理学机制可能包括以下几个方面:

(1)**氧化应激**:反复发生的间歇性低氧与复氧过程可使交感神经过度兴奋、血管收缩、氧化应激反应发生、产生大量活性氧和炎性产物,导致内皮功能失调及触发早期动脉粥样硬化形成。

(2)**左心负荷增加**:呼吸暂停时的胸内负压增加一方面通过使回心血量增加而加重左室前负荷,另一方面使左室跨壁压增大导致左室后负荷增加,心排血量下降,组织灌注不足,继而发生心肌缺血和心脏收缩及舒张功能减弱。

(3)**交感神经活性增强**:睡眠呼吸暂停引起的交感神经活性增强可使心率加快、血压升高,加重心肌工作负荷,增加心肌耗氧,反复的交感神经兴奋还可诱发冠脉痉挛,导致心肌缺血。

（4）**血管内皮功能障碍**：OSAHS 患者血中 NO 含量降低、内皮细胞凋亡增加，可使阻力血管的内皮介导的舒张功能减弱。CPAP 治疗有效的患者阻力血管舒张功能有所恢复可间接证明这一点。

（5）**炎症反应**：OSAHS 可引起一系列炎症因子的变化，其中 IL-6 和 C 反应蛋白是心血管事件的强预测因子，新蝶呤是冠心病的独立危险因素。

（6）**血液高凝**：OSAHS 还可通过提高夜间儿茶酚胺水平引起血小板活化和聚集、斑块形成、血细胞比容升高、纤维蛋白原增加、血黏度增加，继而形成血栓。

（7）**代谢异常**：OSAHS 常存在胰岛素抵抗、高尿酸血症等代谢异常，这些因素都能使 OSAHS 患者并发冠心病的风险明显增加。

134. OSAHS 引起的动脉粥样硬化有什么特点？

早期血栓形成可能是 OSAHS 与冠脉疾病间的病理基础。OSAHS 患者体内前炎症因子水平升高可促进血栓形成与破裂，所形成的动脉粥样硬化斑块多为非钙化与复合血栓，这类血栓更易破裂导致急性冠脉综合征。

135. OSAHS 与急性心肌梗死间有何关系？

尽管 OSAHS 可能参与冠脉疾病进展，但多个研究报道提示心肌梗死合并 OSAHS 者的非致死性梗死面积可能较不伴 OSAHS 者更小，且 AHI 越高，肌钙蛋白 T 峰值水平越低，提示 OSAHS 在急性心肌缺血过程中可能具有一定的心脏保护作用，这可能与缺氧所致的缺血预处理及血管再形成有关。但值得注意的是，心肌梗死后若仍合并中重度 OSAHS，患者左室功能恢复会受抑制，经皮冠脉介入术（percutaneous coronary intervention，PCI）后再梗死概率升高，可能与反复缺血 - 再灌注导致心肌损伤有关。

136. 治疗 OSAHS 对冠心病有影响吗？

经 CPAP 治疗的 OSAHS 患者夜间心绞痛发生率明显降低，ST 段压低明显改善。重度 OSAHS 患者发生致命性或非致命性心血管事件的概率明显增高，但经 CPAP 治疗后可明显降低这类心血管事件的发生率，其发生率甚至可与非 OSAHS 患者相当。另外，CPAP 治疗还可改善早期动脉粥样硬化症状、降低 C 反应蛋白水平、延缓心血管事件进展。

睡眠呼吸障碍临床 300 问

 合并 OSAHS 的冠心病患者行经皮介入治疗后的效果如何?

合并 OSAHS 的冠心病患者行经皮介入治疗后,发生不良心脏事件(如血管重塑与死亡)的概率仍较高,术后左室射血分数及局部梗死灶室壁运动恢复差,经皮治疗后如果也能够针对 OSAHS 进行治疗,可明显提高经皮介入治疗疗效。

第六节　OSAHS 与扩张型心肌病

138. 什么情况下会考虑 OSAHS 合并扩张型心肌病?

临床上遇到扩张型心肌病患者经常规、正规的强心、利尿、扩血管、加用血管紧张素转化酶抑制剂、钙通道阻滞剂、β 受体阻滞剂治疗后,仍存在顽固的心力衰竭或缓慢型心律失常如心动过缓,尤其在夜间睡眠过程中发生频繁,此时应高度怀疑是否合并存在 OSAHS。需要仔细观察患者是否存在肥胖、小下颌等体征,询问病史有无夜间睡眠打鼾史、晨起口干、头痛史、白日嗜睡、记忆力下降等,如存在上述情况,应进一步

100

对患者行 PSG 检查,以明确 OSAHS 诊断。关于 OSAHS 与扩张型心肌病两者间的相关性,目前还缺乏大规模、多中心的临床研究证实。

 OSAHS 通过哪些机制影响扩张型心肌病?

OSAHS 的主要病理生理学改变是慢性间歇性低氧、二氧化碳潴留、胸腔负压增大、反复微觉醒、睡眠结构异常,上述病理改变不仅可以通过氧化应激反应增加、血管内皮功能损害、自主神经功能紊乱、血黏度增高、高凝状态、纤溶系统异常及内分泌代谢异常等途径影响心脏功能,还可以通过交感神经系统兴奋性持续增高、胸内负压增加心腔透壁压力梯度引起心脏前后负荷增加导致心室重构、心功能下降,进而引起心脏结构的改变。

 OSAHS 合并扩张型心肌病怎样治疗?

多个小样本临床研究证实,OSAHS 可与扩张型心肌病共同存在,合并 OSAHS 会使扩张型心肌病的治疗效果差,患者预后不良。经无创气道正压通气治疗 OSAHS 后,可显著改善心功能,尤其是对充血性心力衰竭发挥着更为显著的治疗作用,这可能是由于无创气道正压通气阻断了反复发作的慢性间歇性低氧—再氧合及频繁的微觉醒,并对抗了上气道阻塞时用力吸气导致的胸膜腔内压剧烈波动,从而减少了肾上腺素分泌、降低了交感神经系统兴奋性,稳定了血流动力学,既可减轻心室前后负荷,又可缓解和消除氧化应激及炎症反应,改善心肌代谢,从而提高心功能。也有研究证实,无创气道正压通气治疗不仅可以有效改善心功能,而且可以缓解引起心脏重构的多个危险因素,有效预防其心脏结构的异常改变,并使已受损的结构改变发生一定程度的逆转。

（陈　彦　王　蓓）

参考文献

[1] HAN B,CHEN W Z,LI Y C,et al. Sleep and hypertension [J]. Sleep Breath,2020,24（1）:351-356.

[2] CARNETHON M R,JOHNSON D A. Sleep and resistant hypertension [J]. Curr Hypertens Rep,2019,21（5）:34.

[3] PRABHAKAR N R,PENG Y J,NANDURI J. Hypoxia-inducible factors and obstructive sleep apnea [J]. J Clin Invest,2020,130（10）:5042-5051.

[4] AHMAD M,MAKATI D,AKBAR S. Review of and updates on hypertension in obstructive sleep apnea [J]. Int J Hypertens,2017,2017:1848375.

[5] GONZAGA C,BERTOLAMI A,BERTOLAMI M,et al. Obstructive sleep apnea,hypopnea and cardiovascular diseases [J]. J Hum Hypertens,2015,29(12):705-712.

[6] MARTYNOWICZ H,CZERWIŃSKA K,WOJAKOWSKA A,et al. Renalase and hypertension-demographic and clinical correlates in obstructive sleep apnea [J]. Sleep Breath,2021,25(2):669-675.

[7] VAN RYSWYK E,MUKHERJEE S,CHAI-COETZER C L,et al. Sleep disorders,including sleep apnea and hypertension [J]. Am J Hypertens,2018,31(8):857-864.

[8] SALMAN L A,SHULMAN R,COHEN J B. Obstructive sleep apnea, hypertension,and cardiovascular risk: Epidemiology,pathophysiology,and management [J]. Curr Cardiol Rep,2020,22(2):6.

[9] MAY A M,VAN WAGONER D R,MEHRA R. OSAHS and cardiac arrhythmogenesis: Mechanistic insights [J]. Chest,2017,151(1):225-241.

[10] GEOVANINI G R,LORENZI-FILHO G. Cardiac rhythm disorders in obstructive sleep apnea [J]. J Thorac Dis,2018,10(Suppl 34):S4221-S4230.

[11] LAVERGNE F,MORIN L,ARMITSTEAD J,et al. Atrial fibrillation and sleep-disordered breathing [J]. J Thorac Dis,2015,7(12):E575-E584.

[12] MITTAL S,GOLOMBECK D,PIMIENTA J. Sleep apnoea and AF: Where do we stand? practical advice for

clinicians [J]. Arrhythm Electrophysiol Rev,2021,10(3):
140-146.

[13] PATEL N,DONAHUE C,SHENOY A,et al. Obstructive
sleep apnea and arrythmia: A systemic review [J]. Int J
Cardiol,2017,228:967-970.

[14] PARATI G,LOMBARDI C,CASTAGNA F,et al. Heart
failure and sleep disorders [J]. Nat Rev Cardiol,2016,13
(7):389-403.

[15] JAVAHERI S,BROWN L K,ABRAHAM W T,et al. Apneas
of heart failure and phenotype-guided treatments: Part
one: OSAHS [J]. Chest,2020,157(2):394-402.

[16] LÉVY P,NAUGHTON M T,TAMISIER R,et al. Sleep
apnoea and heart failure [J]. Eur Respir J,2022,59(5):
2101640.

[17] KASAI T. Sleep apnea and heart failure [J]. J Cardiol,
2012,60(2):78-85.

[18] MEHRA R. Sleep apnea and the heart [J]. Cleve Clin J
Med,2019,86(9 Suppl 1):10-18.

[19] HOLFINGER S,CHAN L,DONALD R. All you need is
sleep: The effects of sleep apnea and treatment benefits
in the heart failure patient [J]. Curr Heart Fail Rep,2021,
18(3):144-152.

[20] SHAH F A,MORONTA S,BRAFORD M,et al.
Obstructive sleep apnea and pulmonary hypertension:
A review of literature [J]. Cureus,2021,13(4):e14575.

[21] ADIR Y, HUMBERT M, CHAOUAT A. Sleep-related breathing disorders and pulmonary hypertention [J]. Eur Respir J, 2021, 57(1): 2002258.

[22] ISMAIL K, ROBERTS K, MANNING P, et al. OSAHS and pulmonary hypertension: Time for a new look [J]. Chest, 2015, 147(3): 847-861.

[23] SHARMA S, STANSBURY R, HACKETT B, et al. Sleep apnea and pulmonary hypertension: A riddle waiting to be solved [J]. Pharmacol Ther, 2021, 227: 107935.

[24] VASHEGHANI-FARAHANI A, KAZEMNEJAD F, SADEGHNIIAT-HAGHIGHI K, et al. Obstructive sleep apnea and severity of coronary artery disease [J]. Caspian J Intern Med, 2018, 9(3): 276-282.

[25] LÜTHJE L, ANDREAS S. Obstructive sleep apnea and coronary artery disease [J]. Sleep Med Rev, 2008, 12(1): 19-31.

[26] CHEN Y, CHEN Y, WEN F, et al. Does continuous positive airway pressure therapy benefit patients with coronary artery disease and obstructive sleep apnea? A systematic review and meta-analysis [J]. Clin Cardiol, 2021, 44(8): 1041-1049.

[27] MANDAL S, KENT B D. Obstructive sleep apnoea and coronary artery disease [J]. J Thorac Dis, 2018, 10(Suppl 34): S4212-S4220.

[28] DE TORRES-ALBA F, GEMMA D, ARMADA-ROMERO

E,et al. Obstructive sleep apnea and coronary artery disease：From pathophysiology to clinical implications [J]. Pulm Med,2013,2013：768064.

[29] KAWECKI D,WOJCIECHOWSKA C,JACHEĆ W,et al. The influence of obstructive sleep breathing disturbances on echocardiographic and pulmonary haemodynamic parameters in patients with dilated cardiomyopathy [J]. Kardiol Pol,2016,74（2）：135-141.

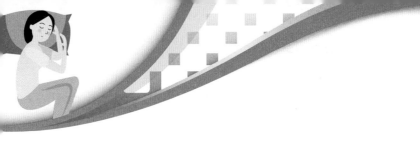

第六章　睡眠呼吸障碍与脑血管疾病

第一节　睡眠呼吸障碍与脑卒中

 141. **什么是脑卒中？**

脑卒中又称脑血管意外、卒中，指有脑血管疾病的患者，因各种诱发因素引起脑内动脉狭窄、闭塞或破裂，而造成的急性脑血液循环障碍，临床上表现为一次性或永久性脑功能障碍的症状和体征。脑卒中在我国每年新发病例为300万~400万，年粗死亡率为153.9/10万，为我国伤残调整生命年负担之首。

142. 睡眠呼吸障碍是脑卒中的危险因素吗?

睡眠呼吸障碍和脑卒中关系密切,50% 以上的脑卒中患者合并睡眠呼吸障碍,主要是 OSAHS,因为 OSAHS 和脑卒中有许多相同的发病危险因素,如老龄、高血压、肥胖、冠心病、高黏血症、儿茶酚胺分泌增高以及烟酒嗜好等。流行病学资料显示,脑卒中患者 OSAHS 的发病率可达 69%~77%,远远高于普通人群的 5%;而 OSAHS 患者发生脑卒中的危险度为 3.75(95%CI:1.52~7.59),发生率是非 OSAHS 患者的 10.3 倍(95%CI:3.5~30.1)。有研究表明,睡眠呼吸障碍尤其是 OSAHS 能直接或间接影响其他心血管高危因素如高血压和心律失常,进而增加脑卒中的风险;反之,脑卒中也能引发新的睡眠呼吸障碍,或加重原有的睡眠呼吸障碍,或改变睡眠呼吸障碍的类型。因此,未经干预的睡眠呼吸障碍是引起脑卒中的独立危险因素,可明显增加脑卒中患者的复发率及死亡率。二者互相作用,互为因果。

143. 睡眠呼吸障碍引发脑卒中的机制是什么?

睡眠呼吸障碍可以通过以下病理生理学机制引发脑卒中:

(1)脑血流量下降:睡眠呼吸暂停时常引起胸腔负压增加,使回心血量增多,心脏前负荷加重;由于缺氧及脑血管收缩,血压升高,心脏后负荷亦加重,心脏收缩力降低,使脑血流量减少。

(2)血流减慢:由于睡眠呼吸障碍带来的慢性间歇性低氧会使红细胞生成素分泌增加,引起红细胞增多,血小板聚集性增加,导致血流缓慢。

(3)血管内皮损伤:低氧可以直接损伤血管内皮,加上血流缓慢,易促进微血栓形成,导致脑卒中发生。

(4)脑血管自动调节能力减弱:睡眠呼吸障碍时反复发生的低氧血症、高碳酸血症及继发的氧化应激反应、NO 代谢障碍等,可使脑血管化学感受器敏感性下降,脑血管自动调节功能受损,进而诱发缺血性脑卒中。

(5)动脉粥样硬化:颈动脉粥样硬化是导致脑卒中的常见原因,而睡眠呼吸障碍是颈动脉粥样硬化发生的危险因素。

(6)高血压、糖尿病等合并症的影响:睡眠呼吸障碍常常容易并发高血压、糖尿病、房颤等多种疾病,而这些并发症本身也是脑卒中发生的重要危险因素。

144. 老年脑卒中人群需要特别筛查 OSAHS 吗?

据路透社报道,在排除了其他引起脑卒中的危险因素之后,老年 OSAHS 患者患脑卒中的概率是普通人群的 2 倍以上，而睡觉时出现突然性打鼾经常是脑卒中的前兆。西班牙的罗伯特·穆诺兹医生等在医学期刊《中风》中提出：多项研究显示，OSAHS 与脑卒中关系密切。为了研究老年 OSAHS 与脑卒中的相关性，研究人员对 394 名 70～100 岁的老年人进行了跟踪研究，在为期 6 年的随访研究中，有 20 位老年人患了脑卒中，在排除年龄、性别、吸烟状况和一些其他明确的患病风险因子后，仍发现重度 OSAHS 使脑卒中的发生概率增加 2.5 倍，当这些患者接受 CPAP 治疗后，可慢性降低发生脑卒中的危险。因此，对于老年脑卒中患者，有条件时要进行睡眠呼吸障碍的筛查，以及早诊治。

145. OSAHS 与脑卒中的相关性有多大？

Shahar 等人应用便携式睡眠监测仪跟踪随访了 6 424 例研究对象，发现脑卒中与 OSAHS 存在线性关系，随着 OSAHS 患者 AHI 的增加，脑卒中的发病率也逐渐增高。另一项由美国 Wisconsin 睡眠中心完成的前瞻性研究更好地诠释了 OSAHS 与脑卒中之间的关系，1 475 例观察对象在首次接受 PSG 检查后的第 4、8、12 年分别再次接受 PSG 检查，并由研究者全程随访脑卒中发生情况，结果显示，在校正性别、年龄、BMI、吸烟及饮酒的影响后，中重度 OSAHS 患者（AHI>20 次 /h）发生脑卒中的 OR 值为 4.33，将上述干扰因素与高血压、糖尿病这 2 项因素共同校正后，中重度 OSAHS

患者发生脑卒中的 *OR* 值仍高达 3.83,且这些患者 4 年内发生脑卒中的 *OR* 值是 4.31,这项研究表明脑卒中与 OSAHS 尤其是中重度 OSAHS 之间有明确的相关性。另两项有关打鼾与脑卒中的研究数据也显示,自我意识打鼾的患者与非打鼾者相比,脑卒中发生的危险性分别增加 2.08 倍和 1.33 倍。在一项对 161 例脑卒中患者的研究中发现,无论在急性期(住院后 48~72 小时)还是稳定期(3 个月后),不同脑卒中亚型间(短暂性脑缺血发作、缺血型或出血性脑卒中)OSAHS 的严重程度无显著差别。

 146. **脑卒中诱发和加重睡眠呼吸障碍的机制有哪些?**

有研究发现,脑卒中患者易出现睡眠呼吸障碍,或者使原有的睡眠呼吸障碍加重。可能的机制如下:①中枢神经系统功能障碍一方面可直接损伤呼吸中枢,引起睡眠呼吸暂停,另一方面可引起呼吸驱动依赖的化学感受器和支配上气道的神经反射活动减弱,导致患者舌根松弛、后坠及咽喉、软腭肌肉功能失调,从而产生不同程度的上气道狭窄;②在脑卒中出现梗死后,脑细胞发生不可逆性损伤,并释放大量兴奋性氨基酸等神经毒性物质,使睡眠相关的网状结构和丘脑等受到损害,引起不同程度的失眠和睡眠结构紊乱。

147. 不同部位脑卒中怎样影响睡眠障碍?

关于不同部位脑卒中引起睡眠障碍的差异,目前研究较少。脑干作为呼吸与咽喉部肌肉调节中枢,一旦发生卒中,极易造成 OSAHS。Autret 等发现,在脑卒中后,患者睡眠紊乱的发生率很高,且因梗死部位不同而不同,如中位间脑两侧梗死易诱发觉醒状态和 NREM 睡眠,中央脑桥梗死易产生 REM 睡眠和 NREM 睡眠,而延髓梗死易导致睡眠呼吸暂停。

148. OSAHS 合并缺血性脑卒中时会发生哪些炎症反应?

OSAHS 可通过慢性炎症反应促使患者发生缺血性脑卒中并影响其预后。OSAHS 带来的慢性间歇性低氧不仅可引起血液高凝和流变学的改变,还可造成氧化应激反应和脂质过氧化,激活中性粒细胞、单核细胞和 T 淋巴细胞,使中性粒细胞凋亡延缓,活性氧生成增加和黏附分子表达增强。在单核细胞和淋巴细胞中可造成促炎细胞因子和抗炎细胞因子之间的平衡失调,促进炎症进展,从而增强对血管内皮的黏附和产生细胞毒作用,导致血管内皮细胞功能紊乱、血管硬度增加和内膜增厚,一氧化氮合成和分泌减少,而经 CPAP 治疗可明显改善甚至逆转上述病理改变。参与该病理过程的炎症因子包括 IL-6、TNF-α、细胞间黏附分子 -1 等。OSAHS 患者

NF-κB 表达增强,可进一步促进一系列相关基因的表达,编码和合成参与炎症通路的蛋白质(如黏附分子)和多种炎性细胞因子,从而导致患者发生心、脑血管病变。一系列临床研究也表明,系统性炎症和氧化应激与 OSAHS 引起的缺血性脑卒中有着密切的联系。

 149. **缺血性脑卒中合并 OSAHS 对血压节律有影响吗?**

相关研究发现:①合并 OSAHS 的缺血性脑卒中患者高血压和难治性高血压患病率均高于单纯性缺血性脑卒中,其中单纯缺血性脑卒中组以收缩压升高为主,而合并 OSAHS 组则以舒张压升高为主,两组收缩压和舒张压均升高的患病率均高于对照组;②合并 OSAHS 患者睡前和晨起高血压患病率均高于对照组,且晨起高血压患病率高于单纯缺血性脑卒中组,而单纯缺血性脑卒中组仅睡前高血压患病率高;③合并 OSAHS 患者睡前和晨起舒张压均高于单纯缺血性脑卒中组。以上结果说明,缺血性脑卒中患者以单纯收缩压升高为主要表现,合并 OSAHS 后则易导致收缩压和舒张压同时明显升高,使血压昼夜节律发生变化。

 150. **OSAHS 能否增加脑卒中再发风险?**

大量研究显示,OSAHS 常伴有血流动力学不稳定,如血压波动、心律失常,从而引起脑血流灌注压发生波动。另外,长期的反复夜间低氧血症可增加血管壁的氧化应激和炎症反应,损伤血管内皮细胞,导致血压升高,促进动脉粥样硬化形成。OSAHS 还可以降低胰岛素的敏感性,使血糖不耐受增加。上述变化均可使脑卒中再发风险增加。在威斯康星睡眠研究中,经过 4 年的随访发现,随着 AHI 紊乱程度的增加,高血压的发生率也呈增高趋势,如 AHI≥15 次 /h 较 AHI<5 次 /h 的患者高血压发生率增高 2.89 倍,且 OSAHS 的程度与罹患高血压风险呈正相关,这大大增加了脑卒中再发的风险。

151. OSAHS 合并脑卒中的临床特征如何?

脑卒中患者合并的 OSAHS 多为轻中度,又以体位性 OSAHS 多见,且随着患者神经功能的恢复,OSAHS 的严重程度可逐渐减轻,及时有效地干预 OSAHS 亦可改善脑卒中患者的预后。OSAHS 患者并发的脑卒中大都发生于夜间,且夜间脑卒中的发生概率与 AHI 独立相关,其脑卒中亚型中又以大动脉粥样硬化型多见。

152. 脑卒中后如何评估 OSAHS?

有效筛查、评估脑卒中后患者 OSAHS 的发生情况,并及时进行干预至关重要。评估 OSAHS,可通过既往是否存在睡眠时打鼾、反复呼吸暂停，是否伴有肥胖、白日嗜睡、注意力不集中、情绪障碍等症状进行初筛，通过监测口鼻气流、呼吸运动、血氧饱和度等指标来进行诊断。一旦确诊，通常采用 AHI、睡眠时血氧饱和度、白日嗜睡程度等指标来综合判断 OSAHS 的严重程度。由于脑卒中后的 OSAHS 患者多数无肥胖、白日嗜睡等典型表现，容易被漏诊。Arzt 等人的研究发现，脑卒中后 OSAHS 患者艾普沃斯嗜睡量表（ESS）睡眠质量评分和 BMI 均较无脑卒中病史的 OSAHS 患者低。也有研究显示，夜尿增多是缺血性脑卒中后重度 OSAHS 的独立预测因子，脑卒中后重度 OSAHS 患者的夜尿频率 [（2.2±1.0）次／晚] 与无 OSAHS 患者 [（1.5±0.8）次／晚] 相比明显增多。

153. 脑卒中合并 OSAHS 时怎么治疗 OSAHS？

脑卒中合并 OSAHS 时 OSAHS 的主要治疗方法包括：

（1）**体位干预治疗**：即通过使用侧卧辅助寝具、升高床头等方法使患者保持侧卧睡眠的方法，主要适用于体位性、轻中度以及不能耐受 CPAP 的 OSAHS 患者。近年研究表明，体位治疗使睡眠呼吸障碍的严重性降低 20%～60%。

（2）**CPAP 治疗**：CPAP 治疗可减轻脑卒中合并 OSAHS 患者急性期的脑损伤，促进神经功能恢复，降低脑卒中再发率及死亡率。急性脑卒中 48 小时内即可进行 CPAP 干预治疗，每周至少使用 5 晚，每晚至少治疗 4 小时，持续存在的中重度 OSAHS 患者应进行长期的 CPAP 治疗。

（3）有创通气治疗：主要适用于 CPAP 治疗效果不佳、意识障碍进行性加重、重度呼吸道感染等患者。

（4）其他：对于非急性期患者需进行神经康复训练、减肥、戒酒等生活方式干预。

第二节　睡眠呼吸障碍与神经肌肉疾病

154. 什么是神经肌肉疾病？

骨骼肌是运动的主要器官，我们能完成跑、跳、行走、持物等动作，都需要骨骼肌的正常收缩功能。骨骼肌的正常功能是在运动传导通路的结构、功能完好的基础上实现的。运动传导通路由脑内的运动神经元及其发出的突起、脊髓的运动神经元、周围神经、神经 - 肌肉接头和骨骼肌组成。这一通路上任何部位的病变都会造成运动功能的障碍。其中累及周围神经、神经 - 肌肉接头和骨骼肌的疾病统称为神经肌肉疾病，其常见症状为感觉异常、手足麻木、肌肉无力甚至肌肉萎缩。

155. 神经肌肉疾病的临床类型有哪些？

神经肌肉疾病多缓慢起病，不像脑血管病那样容易引起重视。患者往往出现四肢肌肉无力、萎缩，也可有麻木、易疲劳、肌肉疼痛等症状。有的患者还有眼肌、咽喉肌的无力，出现视物重影、眼球活动障碍、发声和吞咽困难等症状，严重者无法吞咽，甚至可能因呼吸肌无力而死亡。主要包括以下几类：

（1）神经 - 肌肉接头病：如重症肌无力和兰伯特 - 伊顿（Lambert-Eation）肌无力综合征。

（2）肌肉病：如进行性肌营养不良、多发性肌炎、肌营养不良、代谢性肌病以及各种药物、中毒、感染、内分泌障碍引起的神经、肌肉损害等。

（3）周围神经病：如糖尿病性神经病、中毒性和代谢性神经病等。

（4）运动神经元病：如脊髓性肌萎缩、肌萎缩侧索硬化。

156. 神经肌肉疾病能否引起睡眠呼吸障碍？

神经肌肉疾病可引起睡眠呼吸障碍，如强直性肌萎缩、重症肌无力、小脑扁桃体下疝畸形（Arnoid-Chiari 畸形）、夏 - 德（Shy-Drager）综合征、延髓性脱髓鞘等，此类疾病可累及咽部肌肉，使得咽部肌肉张力低下，顺应性不良，吸气时引起上气道阻塞。同时,神经病变也可导致神经冲动的释放与上气道扩张肌和呼吸肌的兴奋不协调,引起睡眠时上气道狭窄的发生。

157. 神经肌肉疾病相关的睡眠呼吸障碍有哪些类型?

睡眠呼吸障碍在神经肌肉疾病患者中相当普遍,严重影响了患者的生活质量和生命进程。神经肌肉疾病所导致的睡眠呼吸障碍的表现形式包括呼吸暂停、肺泡低通气、上气道阻塞综合征或呼吸作用相关的反复觉醒、矛盾呼吸、陈-施呼吸和睡眠低通气,而且可能两种并存。

158. 神经肌肉疾病患者睡眠呼吸障碍的预后如何?

神经肌肉疾病引起的肺泡低通气分为急性和慢性两种:①急性肺泡低通气是呼吸肌进行性无力导致通气量迅速降低所致,其治疗属于重症监护范畴;②慢性肺泡低通气是由于呼吸肌损伤影响胸廓的呼吸运动功能,引起血气紊乱及呼吸道分泌物清除能力的下降所致,长期发展可导致呼吸中枢反应性钝化。

两类疾病均可并发呼吸衰竭,且最初的临床表现也是相似的。其症状包括端坐呼吸、疲劳、夜间睡眠障碍和白日嗜睡。

根据病程进展和预后分为两类:一类属于进展缓慢和预后较好的,如脊髓灰质炎后综合征;另一类是病程进展慢、预后差的,如运动神经元病和肌萎缩。

159. OSAHS 是否能造成周围神经损害?

Ludeman 等学者发现 OSAHS 患者存在周围神经轴索病变,且其受损的严重程度与夜间血氧饱和度低于 90% 的时间所占的百分比有关,因此推论 OSAHS 患者反复间断的低氧血症是周围神经轴索受损的一个独立危险因素,这一推论也被 Mayer 等证实。

160. 神经肌肉疾病患者睡眠呼吸障碍的病程进展有什么特点?

神经肌肉疾病患者睡眠呼吸障碍的进展一般经过以下几个特征性过程:REM 期低通气—REM 期肺泡低通气—REM 期或 NREM 期持续的肺泡低通气—日间肺泡低通气。

161. 神经肌肉疾病患者出现睡眠呼吸障碍有哪些可能机制?

神经肌肉疾病导致的呼吸障碍通常发生在睡眠中,尤其是 REM 期,其机制涉及诸多方面。①与 REM 期相关的除膈肌以外的所有呼吸肌均出现显著的肌力减弱或肌无力,使胸腔活动障碍,导致睡眠中每分钟通气量和肺泡通气量减少;②睡眠中呼吸肌做功增加导致呼吸肌疲劳,加重通气不足;③夜间中枢和外周化学感受器敏感性下降使呼吸调节功能发生改变;④上呼吸道阻力增加,使呼吸肌负荷增大,甚至上呼吸道完全闭塞,引起呼吸暂停;⑤继发于神经肌肉疾病的脊柱侧后凸亦可导致肺功能受损。

 怎样诊断神经肌肉疾病患者的睡眠呼吸障碍?

神经肌肉疾病患者睡眠呼吸障碍的确诊主要依靠于整夜的 PSG,但在神经肌肉疾病患者的日常诊治中需要有睡眠呼吸病史的评估以及肺功能的常规筛查。当患者吸入肺活量<60%、最大吸气压力<4.5kPa 时应警惕睡眠呼吸障碍的发生,吸入肺活量<40%、最大吸气压力<4.0kPa、$PaCO_2$>45mmHg 常提示睡眠相关肺泡低通气症的存在。

 神经肌肉疾病患者需要进行睡眠呼吸监测吗?

呼吸衰竭是神经肌肉疾病患者病死率高的主要原因,因此即使病情平稳的神经肌肉疾病患者也需要进行睡眠呼吸监测,每年至少 1 次,如有症状,监测应增加频度。Kimura 等人对 18 例肌萎缩侧索硬化患者进行病例对照研究,结果发现,延髓受累的 11 例患者中 3 例出现明显的睡眠呼吸障碍,并且呼吸暂停 / 低通气模式提示延髓和膈肌轻度受累,而且在疾病的早期就可能出现睡眠呼吸障碍。因此,PSG 应该被列入肌萎缩侧索硬化患者临床早期的常规检查。有研究者认为,REM 期减少、记忆障碍和脑脊液中乙酰胆碱受体抗体的出现提示重症肌无力患者存在中枢神经系统受累。一旦出现中枢神经系统受累迹象(如疲劳、注意力不集中、记忆力减退),即使尚未出现睡眠呼吸障碍,也应该进行 PSG 检查。

 怎样治疗神经肌肉疾病患者的睡眠呼吸障碍?

　　无创气道正压通气是神经肌肉疾病伴发睡眠呼吸障碍的主要治疗方法,首选 BiPAP 通气模式,并依据临床实际情况选择后备频率及是否加用氧疗。当患者睡眠期间出现 AHI>10 次 /h、SaO_2<95%、呼气末二氧化碳分压(partial pressure of end-tidal carbon dioxide,$P_{ET}CO_2$)>45mmHg、具有低通气症状等情况时,应开始夜间无创通气治疗,若白天清醒时亦存在呼吸困难、SaO_2<95%、$P_{ET}CO_2$>45mmHg、用力肺活量(FVC)百分比(FVC%)<50% 等,则白天也应进行无创通气治疗。

165. 神经肌肉疾病患者睡眠呼吸障碍的治疗目的是什么?

治疗目的主要是改善动脉血气,消除白天症状,提高生活质量,防止慢性呼吸衰竭的严重并发症如肺动脉高压、慢性右心功能不全的发生。主要是针对睡眠呼吸障碍的类型和严重程度,常采用 BiPAP 无创气道正压通气治疗,且以 ST 模式更为适宜。应加强患者的思想教育,促进对该类疾病的认识,以便早期诊断,提高治疗依从性,改善患者生活质量。

166. 2 型糖尿病患者合并 OSAHS 影响周围神经病变吗?

OSAHS 不仅可以导致胰岛素抵抗及 2 型糖尿病的发生,也是糖尿病周围神经病变发生的独立危险因素。已有研究表明,2 型糖尿病合并 OSAHS 患者周围神经病变的发生率明显高于未合并 OSAHS 的 2 型糖尿病患者。OSAHS 引起的慢性间歇性低氧过程类似缺血 - 再灌注损伤,可通过多种途径产生大量的活性氧,神经内膜氧化应激产生的活性氧可以直接损伤神经组织的蛋白质、核酸、脂质及干扰线粒体的呼吸链,造成神经结构和功能的损害。活性氧增多还可以激活蛋白激酶 C 通路,蛋白激酶 C 通路的激活可影响一系列血管功能,影响细胞黏附和细胞间反应并改变蛋白转运及功能。另外,OSAHS 患者体内糖基化产物水平升高,后者可聚集于营养神经的血管壁,使血管壁增厚,管腔狭窄,导致神经的缺血缺氧性损害。

第三节　睡眠呼吸障碍与阿尔茨海默病

167. 什么是阿尔茨海默病(AD)?

阿尔茨海默病(Alzheimer's disease,AD)是一种起病隐匿、进行性发展的神经系统退行性疾病,临床上以记忆障碍、失语、失用、失认、视空间技能损害、执行功能障碍及人格和行为改变等全面性痴呆表现为特征,病因迄今未明,65 岁以后发病者称老年性痴呆。WHO 数据显示,全球约有 5 000 万AD 患者,我国 60 岁以上人群中 AD 的患病率为 5%~6%,全球每年新增 AD 患者 1 000 万,医疗费用高达 1 万亿美元。

168. AD 患者可以出现哪些睡眠障碍?

患者以进行性智能减退为主要症状,睡眠节律和睡眠结构都表现出明显紊乱,主要为睡眠潜伏期延长、夜间多醒、慢波睡眠及 REM 睡眠减少、总睡眠时间减少,PSG 检查可见频发觉醒和频繁出现的睡眠呼吸暂停,白天也可出现过度嗜睡,还有人可出现梦魇、幻觉、睡眠发作及夜间行为异常等表现。AD 患者常见的睡眠障碍类型为睡眠呼吸暂停、不宁腿综合征和周期性肢体运动障碍。

AD 与睡眠呼吸障碍有关吗?

早期进行的临床病例对照研究发现,AD 患者睡眠呼吸障碍的发生率较正常老年人及 AD 所引起的认知功能损害的老年人更高。1991 年,Ancoli 检查了 235 例家庭护理的 AD 患者,发现重度 AD 患者大多伴有重度的睡眠呼吸暂停。Jsanssens 等人的研究也认为,AD 患者中睡眠呼吸紊乱的患病率升高,且严重程度与认知功能损害的程度相关。

近年来的研究表明,AD 患者睡眠呼吸障碍的发病率高达40%～70%,且痴呆程度与呼吸紊乱指数(RDI)明显相关。有 meta 分析表明,睡眠呼吸紊乱也能促进认知障碍的发生及发展,与同龄认知功能正常的人相比,AD 患者发生 OSAHS 的概率增加 5 倍。根据美国胸科学会报告的一项研究,在体重正常的老年人中,AD 相关生物标志物随着睡眠呼吸障碍严重程度的增加而呈线性增加。

170. **中青年人群中 OSAHS 与认知障碍有因果关系吗?**

在中青年人群中,有研究发现,伴有白日嗜睡的中年 OSAHS 患者记忆力和注意力评分均低于正常对照,进一步的相关分析提示,白日嗜睡与注意力相关,夜间低氧水平与执行功能、视觉构图能力相关。但是,应用大鼠模型进行水迷宫实验直接比较 24 小时睡眠片段化和急性间歇性低氧的影响时,发现仅前者使空间记忆力下降。横断面研究表明,注意力和记忆力下降多由睡眠片段化、白日嗜睡所致,而运动功能、执行功能、反应时间和警觉性变化则与低氧程度有关,因此 OSAHS 可引起认知障碍,睡眠片段化、白日嗜睡和慢性间歇性低氧引起的神经损伤可能是主要机制。

 171. **老年人群中 OSAHS 与认知障碍有因果关系吗?**

在老年人群中,一些研究发现 OSAHS 与认知功能损伤仅有弱相关,另一些研究则未发现二者相关,这可能与混杂因素过多有关。Blackwell 等人对认知功能正常的 2 636 位社区居住的老年人随访 3 年,发现夜间血氧下降程度与认知功能损伤中度相关。另一项研究对认知功能正常、平均年龄

67 岁的 559 位老年人随访 8 年,观察到 AHI 仅与注意力的轻度下降有关,重度 OSAHS 更明显。可见,仅症状明显的老年人存在认知障碍与 OSAHS 严重程度相关。Lutsey 等人对 OSAHS 合并认知障碍的老年患者随访 15 年,却未发现夜间低氧或 OSAHS 严重程度与认知功能下降有关。对轻度认知功能损害(MCI)/AD 患者进行横断面研究,也未发现 MCI 或其亚型与 OSAHS 严重程度有关,但是观察到 AD 患者中 OSAHS 的风险增加,升高的 AHI 与恶化的认知功能有关,Yaffe 对认知功能正常的老年女性随访 5 年,发现伴 OSAHS 者比不伴 OSAHS 者发展为 MCI/AD 的风险增高 85%。虽然这些结果提示 OSAHS 促进了 AD 的发生,但 AD 本身在老年人群高发,且缺乏 AD 生物学标志物评估,故二者因果关系仍然不清。

172. OSAHS 引起 AD 的可能机制是什么?

在中青年人中,OSAHS 引起的 AD 与夜间低氧血症、睡眠片段化、白日嗜睡密切相关。另外,中青年 OSAHS 患者也更易合并心血管功能障碍,进而加重慢性间歇性低氧和高碳酸血症,可在多个脑区诱发轴突、胶质或白质损伤,引起低灌注、β- 淀粉样蛋白沉积和 tau 蛋白过度磷酸化,所以会出现 OSAHS 的程度与 AD 显著相关。

173.　老年人 OSAHS 是如何促进 AD 发展的?

一般来说,OSAHS 引起的慢性间歇性低氧和睡眠片段化是诱发神经退行性改变的主要因素。①慢性间歇性低氧:慢性间歇性低氧可引起神经元损伤,与 Aβ 生成增加有关。②睡眠片段化:觉醒和昼夜节律紊乱也被证明与老年人 AD 风险增加有关。③炎症和氧化应激:由低氧引起的慢性炎症和氧化应激也可促进 OSAHS 患者出现神经认知障碍进而发展为 AD。④其他:类淋巴系统诱发的脑脊液 - 大脑间质液交换损伤可能也是 OSAHS 增加 AD 风险的机制;OSAHS 引起的慢波睡眠减少也可能诱发 AD。与正常睡眠者相比,睡眠剥夺者脑脊液 Aβ42 水平更高,而部分睡眠剥夺并保留慢波睡眠时并不影响 Aβ42 水平。

 174.　AD 能促进 OSAHS 的发生吗?

有证据表明,海马结构与呼吸暂停有关:在 AD 最早期,与 P-tau 蛋白病理相关的神经原纤维缠结首先在下脑干和海马结构中出现,随后扩展到新皮质相关区域。神经原纤维缠结与 AD 海马损伤和记忆丧失的早期症状密切相关。AD 中出现的神经原纤维缠结病理变化(在体内反映为 P-tau 蛋白升高)和 / 或海马萎缩可能会影响呼吸,促进 OSAHS 发生。

175. 针对 AD 患者的睡眠障碍有哪些治疗?

目前针对 AD 患者的睡眠障碍有如下治疗。①褪黑素:可减少睡眠潜伏期、延长睡眠时间、提高睡眠质量;②抗精神病药:适用于晚期精神症状较重并影响睡眠的患者;③镇静催眠药:其中氯硝西泮是治疗 AD 患者夜间睡眠行为障碍的主要药物,但可加重睡眠呼吸障碍、认知障碍等,应予以注意;④抗抑郁药:主要用于伴有抑郁症状的 AD 相关睡眠障碍患者;⑤胆碱酯酶抑制剂:可部分改善患者睡眠结构紊乱;⑥其他:如行为治疗、光照治疗、脑电磁治疗等。

176. AD 治疗药物对患者 OSAHS 的影响如何?

多奈哌齐是最常用于治疗 AD 认知障碍的药物。研究表明,AD 合并 OSAHS 患者经多奈哌齐治疗 3 个月后,不仅 AD 的评估量表认知部分评分明显下降、REM 睡眠时间增加、白日嗜睡症状缓解,其 AHI 及血氧饱和度也明显改善。

177. CPAP 治疗对 AD 有作用吗?

对中年中重度 OSAHS 患者应用 CPAP 治疗 3 个月,

可明显改善注意力、记忆力和执行功能,对重度 OSAHS 患者治疗 12 个月,患者的脑白质异常完全恢复,与之相伴的注意力、记忆力和执行功能也明显改善,提示这些患者的认知障碍可能与脑区损伤有关,应用 CPAP 治疗有助于改善认知功能。因此,对于有 MCI 或 AD 风险的 OSAHS 患者,应及早诊治。

第四节 睡眠呼吸障碍与癫痫

178. 什么是癫痫?

癫痫是一种由于大脑细胞异常过度放电而引起的一过性、反复发作的临床综合征,俗称羊痫风或羊癫风,在我国患病率为 4.4‰。癫痫发作是由脑部神经元异常、过度的超同步化放电所导致的一过性脑功能紊乱,临床表现为短暂的感觉障碍、肢体抽搐、意识丧失、行为障碍或自主神经功能异常。可分为大发作、小发作、局限性发作和精神运动性发作等,具有间歇性、短时性和刻板性的共同特点。

179. 癫痫与 OSAHS 有关系吗?

癫痫和 OSAHS 可共存,并相互影响、互为促进。癫痫患者的 OSAHS 发生率较高,且 OSAHS 更常见于频繁夜间发作的癫痫、顽固性癫痫。合并 OSAHS 的癫痫患者癫痫发作的频率亦明显增加,有效治疗 OSAHS 有助于减少癫痫发作,提高患者生活质量。

180. 癫痫合并 OSAHS 的流行病学数据如何?

目前研究认为,癫痫特别是顽固性癫痫患者容易并发 OSAHS。Malow 等学者调查了 63 例癫痫患者,发现其中 78% 具有 OSAHS,46% 存在极度嗜睡,19% 有夜间癫痫发作。在另外一项研究中,对 39 例难治性癫痫患者进行了 PSG 检查,结果显示,1/3 患者 AHI≥5 次 /h,其中 5 例 AHI>20 次 /h。我国康宏等人报道的癫痫患者中 OSAHS 检出率为 46.67%,但亦有国外学者发现检出率仅为 10.2%。Beran 等人亦进行了类似调查,他们发现 54%(27/50)的癫痫患者合并 OSAHS,治疗 OSAHS 后癫痫发作有显著的改善。

181. 癫痫合并 OSAHS 患者的癫痫发作率为什么明显升高?

① OSAHS 患者反复发作的睡眠呼吸暂停可导致低氧血症、高碳酸血症反复出现,使交感神经兴奋性增强,影响大

脑的兴奋性,容易诱发和加重癫痫的发作;②长期反复发作的慢性间歇性低氧可引起内分泌及代谢的紊乱,使癫痫发作的阈值降低,抑制性神经递质和兴奋性神经递质失衡,以致癫痫发作的危险性增加;③ OSAHS 可造成睡眠结构紊乱,导致睡眠片段化,频繁觉醒、微觉醒,Ⅰ、Ⅱ期睡眠增多,Ⅲ、Ⅳ期睡眠减少,这种睡眠结构的紊乱也是引起癫痫发作的原因之一。

 癫痫和 OSAHS 是如何相互影响的?

① OSAHS 可促进癫痫的发生,其特点是夜间发作为主,且发病年龄较晚;② OSAHS 可增加癫痫发作的频率,因此对癫痫控制不良的患者应考虑 OSAHS 的可能,必要时给予相应治疗;③癫痫尤其是难治性癫痫患者猝死率比一般人群高,具体机制尚未明确,OSAHS 可能起到一定促进作用;④癫痫发作及抗癫痫药物又能通过影响睡眠结构等途径诱发和加重睡眠呼吸障碍。

 癫痫患者易并发 OSAHS 的危险因素有哪些?

首先,男性、年龄较大、BMI 偏高是癫痫患者并发 OSAHS 的危险因素。其次,研究报道发作次数频繁、有夜间发作病史及首次癫痫发作时年龄较大的癫痫患者比其他癫痫患者更容易合并 OSAHS,亦有学者发现单纯部分性和复杂部分性发作患者比全身性发作患者有更高的睡眠呼吸障碍发病率。

 184. OSAHS 对老年癫痫患者有影响吗?

　　OSAHS 的患病率随着年龄的增长而增加,是脑卒中、癫痫、肿瘤等疾病的潜在促发因素,未经治疗的 OSAHS 存在睡眠结构紊乱,从而导致慢性睡眠剥夺,这在易感个体中可导致癫痫的发生。有研究表明,癫痫的恶化和发生与 AHI 升高有关,OSAHS 可能是老年人癫痫发生和加重的促进因素。另外,癫痫发作本身就会导致缺氧,且抗癫痫药物可降低觉醒阈值和上呼吸道肌张力,导致体重的增加,而这些都可加重 OSAHS。在常规抗癫痫治疗疗效不佳的老年病例中,应注意是否合并 OSAHS,如果合并 OSAHS 则应用 CPAP 治疗,可使癫痫发作频率明显下降。因此,在老年新发癫痫患者中,如无明确的原因,应想到 OSAHS 的可能,常规询问患者睡眠是否存在打鼾、呼吸暂停、白日嗜睡等 OSAHS 的典型症状。

185. **抗癫痫药物是否影响癫痫患者的睡眠呼吸?**

一方面,抗癫痫药物的有效应用使癫痫发作的次数减少,从而促进睡眠的稳定和正常化,尤其是新型抗癫痫药物(如加巴喷丁、拉莫三嗪)。另一方面,大多数抗癫痫药物均不同程度地影响睡眠结构,如增加Ⅰ/Ⅱ期睡眠、减少 REM 睡眠等,同时长期应用可加重失眠。此外,有镇静作用的抗癫痫药物还会加重睡眠呼吸暂停的症状,尤其是氯硝西泮。

186. **低氧是癫痫难治的原因吗?**

癫痫患者夜间存在不同程度的低氧事件,低氧事件主要发生在 REM 期,而 REM 期也是睡眠呼吸暂停发生频度最高及持续时间最长的时段,这种病理生理改变可能是造成癫痫合并 OSAHS 患者癫痫频繁发作的主要原因,而且很可能是造成"难治性癫痫"的原因之一。因此,对药物控制不佳的癫痫患者,应该考虑到合并 OSAHS 的可能,进一步行 PSG 检查,积极寻找潜在的病因,及时给予治疗。

187. CPAP 治疗对癫痫合并 OSAHS 患者有哪些作用?

CPAP 治疗可纠正低氧,改善睡眠结构紊乱和日间嗜睡等症状,许多研究结果也表明,合并 OSAHS 的癫痫患者经 CPAP 治疗后,癫痫的发作频率明显下降。Vaughn 等人研究了 10 例癫痫合并 OSAHS 患者,其中 3 例在治疗 OSAHS 之后发作消失,1/4 的患者发作减少 95%。Beran 等人用 CPAP 治疗了 4 例难治性癫痫,2 例患者发作完全控制,另外 2 例减少了 50% 的发作。

第五节 睡眠呼吸障碍与其他神经系统疾病

188. 什么是帕金森病?

帕金森病是一种中老年人多发的神经系统退行性疾病,主要临床表现为静止性震颤、肌肉僵直、运动迟缓和姿势不稳等,此外还常常存在睡眠障碍、自主神经功能紊乱、认知功能损害和精神症状等非运动障碍症状。在我国 65 岁以上人群中帕金森病患病率达 1%～2%。

189. 帕金森病是否为睡眠呼吸障碍的危险因素?

目前研究普遍认为,帕金森病患者易合并睡眠呼吸障碍,以 OSAHS 最常见。OSAHS 在帕金森病患者中的发生率可达 20%,而且呼吸障碍事件与帕金森病的严重程度相关。到了帕金森病晚期,患者觉醒状态下仰卧位时即可出现陈 - 施呼吸,因此合并 CSA 更多见。超重在帕金森病患者中是少见的,但帕金森病患者一旦超重,就常伴随有睡眠呼吸障碍。帕金森病患者常见的睡眠呼吸障碍类型还包括上气道阻力综合征、鼾症及低通气综合征等。有学者对 1 532 例 OSAHS 患者随访 5 年发现,OSAHS 组患者并发帕金森病的风险是对照组的 2.26 倍,亚组分析显示女性 OSAHS 组患病风险达到 3.54 倍。

190. 合并睡眠呼吸障碍对帕金森病患者的影响如何?

近年有文献报道,OSAHS 可增加帕金森病的患病风险。在排除相关因素影响后,5 864 例 OSAHS 患者 2 年内帕金森病的发病率是对照组的 1.84 倍,合并失眠者患病风险更高。

帕金森病患者出现睡眠呼吸障碍后会直接影响睡眠,表现为睡眠中断、夜间觉醒增加、睡眠结构紊乱、白日嗜睡等。

另外,还可因夜间低氧血症、窒息、心律失常等发生猝死危险,也可因白日嗜睡发作导致车祸等意外。已有证据表明,帕金森病患者合并睡眠呼吸障碍后,夜间猝死的发生风险大大增加,而帕金森病患者调整体位困难无疑使上述风险更为明显。另外需强调的是,由于帕金森病患者对低氧的化学敏感性降低,作为临床医生不应该低估这些患者存在误吸或呼吸系统感染时发生呼吸衰竭死亡的危险。

Schwalen 等人对伴及不伴 OSAHS 的帕金森病患者的记忆等认知功能进行了比较,发现伴 OSAHS 患者比不伴 OSAHS 患者更易出现认知受损和痴呆,他们认为这是由于 OSAHS 引起的睡眠片段化、睡眠结构紊乱干扰了记忆,最终导致认知功能受损,提示帕金森病患者比健康人更易出现认知障碍,OSAHS 很可能是帕金森病患者认知功能损伤的一个致病因素。

191. 帕金森病合并睡眠呼吸障碍的发生机制是什么?

目前认为帕金森病导致睡眠呼吸障碍发生发展的主要机制为以下几方面:

(1)上气道肌肉组织运动障碍致上气道阻塞:帕金森病本身或多巴胺能治疗可导致上气道肌肉组织出现不自主运动、肌张力高、运动失协调等运动障碍,严重时可引起上气道阻塞、气流受限。

（2）**自主神经功能障碍**：帕金森病患者常伴随自主神经功能障碍，而自主神经功能紊乱可通过引起上气道肌肉张力障碍、运动不协调、收缩无力等导致气流受限，还可引起呼吸调节障碍，导致呼吸模式、频率、节律的紊乱。

（3）**呼吸中枢、睡眠中枢等病变**：帕金森病患者呼吸及睡眠中枢的异常可导致患者对低氧的敏感性和呼吸道张力的调节功能下降，促进了睡眠呼吸障碍的发生。

（4）**抗帕金森病药物的影响**：大剂量的多巴胺能制剂可导致失眠、加重睡眠障碍。

 192. 治疗帕金森病的药物能引起睡眠呼吸障碍吗？

众多治疗帕金森病的药物均与睡眠呼吸障碍的发生有关，目前认为主要有以下几种可能机制。①药物过量、局部上气道肌肉组织对多巴胺能药物的高反应性、抗帕金森病治疗过程中的症状波动和开关现象均可引起上气道肌肉组织出现锥体外系症状致上气道阻塞，引起睡眠呼吸障碍；②多巴胺治疗使传递低血氧信息有关的多巴胺功能过强，亦可能导致通气失调；③遗传缺陷：与传递低血氧感觉信息有关的多巴胺能神经元细胞亚型受脑源性神经生长因子（BDNF）的基因控制，有研究发现一些睡眠呼吸障碍的帕金森病患者存在与

BDNF 基因有关的遗传缺陷。上述一个或几个因素可共同参与同一帕金森病患者睡眠呼吸障碍的出现。

 193. **帕金森病合并睡眠呼吸障碍时怎么治疗?**

对于帕金森病合并睡眠呼吸障碍患者的治疗应采取个体化方案。第一,应加强患者睡眠健康教育,帮助建立良好的睡眠习惯,对于失眠患者可给予一定的心理治疗。第二,依据患者实际情况调整多巴胺能制剂的剂量及用药时间,将其对睡眠障碍的影响最优化,必要时谨慎使用镇静催眠剂、抗焦虑抑郁等药物以辅助睡眠。第三,择优选择针对 OSAHS 的各种治疗手段,如 CPAP、上气道手术及控制体重、戒烟酒、侧卧位入睡等。有研究表明,12 个月的 CPAP 治疗改善了患者的非运动性症状、认知功能和睡眠质量,但如何提高这些患者 CPAP 应用的依从性面临巨大挑战。

194. **什么是皮质下动脉硬化性脑病?**

皮质下动脉硬化性脑病又称 Binswanger 病,是进行性皮质下血管性脑病,是老年人在脑动脉硬化基础上出现的大脑半球白质弥漫性脱髓鞘性脑病,大多发生在 50 岁以上,在老年人中发病率为 1%~5%,男女发病概率相当。它主要累及侧脑室周围、半卵圆中心等皮质下脑深部白质,多为双侧性,常伴有腔隙性脑梗死、脑萎缩,临床主要表现为进行性痴呆。

 195. 睡眠呼吸障碍与皮质下动脉硬化性脑病是否有关?

有研究发现,合并 OSAHS 的皮质下动脉硬化性脑病患者最长呼吸暂停时间、低通气指数、AHI、鼾声指数及夜间血氧<90%的时间比均高于单纯皮质下动脉硬化性脑病患者,这些改变会加重皮质下动脉硬化性脑病的症状,使预后不佳,提示早期诊治睡眠呼吸障碍对于皮质下动脉硬化性脑病的预防、治疗和康复有重要意义。

 196. 失眠症能与 OSAHS 共病吗?

研究显示,39%～52% 的 OSAHS 患者存在失眠症,以女性患者更常见,且不同严重程度的 OSAHS 患者合并的失眠亚型也不同,AHI 越高越容易患有中期型失眠(维持睡眠困难),AHI 越低则更倾向于早期型失眠(入睡困难)。医院及社区的研究数据亦表明,失眠症患者合并 OSAHS 的患病率高达 50%～75%。

197. 失眠症与 OSAHS 共病有哪些临床特征?

失眠症与 OSAHS 共病时,既有两种疾病共同的表现,又有其自身特点,主要体现在以下几个方面。①睡眠结构紊乱更明显:与单纯 OSAHS 患者相比,OSAHS 共病失眠症患者睡眠潜伏期延长,入睡后觉醒时间及觉醒次数增多,总睡眠时间减少,睡眠效率降低;②躯体症状及神经精神症状增多:合并失眠的 OSAHS 患者比单纯 OSAHS 患者更容易出现抑郁、焦虑、紧张、日间嗜睡、不宁腿/腿抽搐等症状,使用安眠药及抗精神病药的概率也增高;③失眠症状与 OSAHS 的严重程度相关:共病患者的失眠症状与 OSAHS 的严重程度呈正相关,睡眠维持困难的患者往往 OSAHS 的严重程度高,而入睡困难的患者则相反。

198. 如何治疗失眠症合并 OSAHS?

目前关于共患病的治疗观点是失眠症和 OSAHS 同时进行治疗。将失眠 - 认知行为治疗、适当的镇静催眠药物与 CPAP 等治疗有效地结合起来。因为不治疗失眠症将降低 CPAP 的治疗效果及依从性,也可能因使用 CPAP 诱发焦虑加重失眠症,降低 CPAP 的依从性。非苯二氮䓬类安眠药物可改善患者睡眠质量,提高长期依从性。

199. **常规用于治疗失眠症的安眠类药物能否用于失眠合并 OSAHS 患者?**

①苯二氮䓬类药物:此类药物可通过降低上气道肌肉张力及膈肌张力、提高觉醒阈值、降低低氧和高碳酸血症反应性等途径加重 OSAHS。因此,如果失眠症患者共病 OSAHS,应谨慎使用。②新型非苯二氮䓬类药物:此类药物没有肌肉松弛作用,适量应用既能有效改善失眠状况,又不会明显影响 AHI 及血氧饱和度。③有催眠作用的抗抑郁药:此类药物或许可提高颏舌肌和其他上气道扩张肌的兴奋性,如曲唑酮可增加呼吸努力相关的觉醒阈值,亦有研究报道,小剂量的米氮平可显著降低 AHI,但米氮平所致的镇静效果和体重增加对 OSAHS 的潜在影响也不容忽视。④褪黑素类药物:它们可缩短患者睡眠潜伏期,增加总的睡眠时间,一定程度上对 OSAHS 有益。

 200. **失眠 - 认知行为治疗对 OSAHS 合并失眠症是否有益?**

失眠 - 认知行为治疗是目前治疗慢性失眠症的首选方法,包括刺激控制、睡眠限制、放松训练、认知疗法及睡眠卫生教育。有研究发现,接受失眠 - 认知行为治疗后再行 CPAP 治疗的患者对 CPAP 的依从性及适应性均明显提高,临床症状缓解也更明显。

（高晓玲　王　蓓）

参考文献

[1] KOJIC B, DOSTOVIC Z, IBRAHIMAGIC O C, et al. Risk factors in acute stroke patients with and without sleep apnea [J]. Med Arch, 2021, 75(6): 444-450.

[2] ALEXIEV F, BRILL A K, OTT S R, et al. Sleep-disordered breathing and stroke: Chicken or egg? [J]. J Thorac Dis, 2018, 10(Suppl 34): S4244-S4252.

[3] JEHAN S, FARAG M, ZIZI F, et al. Obstructive sleep apnea and stroke [J]. Sleep Med Disord, 2018, 2(5): 120-125.

[4] ARREDONDO E, UDEANI G, PANAHI L, et al. Obstructive sleep apnea in adults: What primary care physicians need to know [J]. Cureus, 2021, 13(9): e17843.

[5] Mckee Z, AUCKLEY D H. A sleeping beast: Obstructive sleep apnea and stroke [J]. Cleve Clin J Med, 2019, 86(6): 407-415.

[6] YANG Q, BAO Y M, LU X G, et al. Clinical features of sleep-disordered breathing in children with neuromuscular

disease [J]. Zhongguo Dangdai Erke Zazhi, 2021, 23 (2): 158-163.

[7] CORBELLI R, MICHELET M, BARAZZONE-ARGIROFFO C. Respiratory polygraphy data of children investigated for sleep-disordered breathing with different congenital or respiratory diseases [J]. Data Brief, 2020, 31: 105859.

[8] D'IAZ-ROM'AN M, PULOPULOS M M, BAQUERO M, et al. Obstructive sleep apnea and Alzheimer's disease-related cerebrospinal fluid biomarkers in mild cognitive impairment [J]. Sleep, 2021, 44 (1): zsaa133.

[9] EMAMIAN F, KHAZAIE H, TAHMASIAN M, et al. The association between obstructive sleep apnea and Alzheimer's disease: A meta-analysis perspective [J]. Front Aging Neurosci, 2016, 8: 78.

[10] FERINI-STRAMBI L, BAIETTO C, DI GIOIA M R, et al. Cognitive dysfunction in patients with obstructive sleep apnea (OSAHS): Partial reversibility after continuous positive airway pressure (CPAP) [J]. Brain Res Bull, 2003, 61 (1): 87-92.

[11] WARD C P, MCCOY J G, MCKENNA J T, et al. Spatial learning and memory deficits following exposure to 24 h of sleep fragmentation or intermittent hypoxia in a rat model of obstructive sleep apnea [J]. Brain Res, 2009, 1294: 128-137.

[12] BLACKWELL T,YAFFE K,LAFFAN A,et al. Associations between sleep-disordered breathing, nocturnal hypoxemia,and subsequent cognitive decline in older community-dwelling men:The osteoporotic fractures in men sleep study [J]. J Am Geriatr Soc, 2015,63(3):453-461.

[13] MARTIN M S,SFORZA E,ROCHE F,et al. Sleep breathing disorders and cognitive function in the elderly: An 8-year follow-up study the proof-synapse cohort [J]. Sleep,2015,38(2):179-187.

[14] LUTSEY P L,BENGTSON L G,PUNJABI N M,et al. Obstructive sleep apnea and 15-year cognitive decline: The atherosclerosis risk in communities (ARIC) study [J]. Sleep,2016,39(2):309-316.

[15] DLUGAJ M,WEINREICH G,WEIMAR C,et al. Sleep-disordered breathing,sleep quality,and mild cognitive impairment in the general population [J]. J Alzheimer's Dis,2014,41(2): 479-497.

[16] YAFFE K,LAFFAN A M,HARRISON S L,et al. Sleep-disordered breathing,hypoxia,and risk of mild cognitive impairment and dementia in older women [J]. J Am Med Assoc,2011,306(6): 613-619.

[17] SHIOTA S,TAKEKAWA H,MATSUMOTO S E,et al. Chronic intermittent hypoxia/reoxygenation facilitate amyloid-beta generation in mice [J]. J Alzheimer's Dis,

2013,37(2):325-333.

[18] LIM A S,KOWGIER M,YU L,et al. Sleep fragmentation and the risk of incident Alzheimer's disease and cognitive decline in older persons [J]. Sleep,2013,36 (7):1027-1032.

[19] JU Y E,FINN M B,SUTPHEN C L,et al. Obstructive sleep apnea decreases central nervous system-derived proteins in the cerebrospinal fluid [J]. Ann Neurol,2016, 80(1):154-159.

[20] OOMS S,OVEREEM S,BESSE K,et al. Effect of 1 night of total sleep deprivation on cerebrospinal fluid beta-amyloid 42 in healthy middle-aged men:A randomized clinical trial [J]. JAMA Neurol,2014,71(8):971-977.

[21] BRAAK H,THAL D R,GHEBREMEDHIN E,et al. Stages of the pathologic process in Alzheimer disease:Age categories from 1 to 100 years [J]. J Neuropathol Exp Neurol,2011,70(11):960-969.

[22] DIDIC M,BARBEAU E J,FELICIAN O,et al. Which memory system is impaired first in Alzheimer's disease? [J]. J Alzheimer's Dis,2011,27(1):11-22.

[23] CANESSA N,CASTRONOVO V,CAPPA S F,et al. Obstructive sleep apnea:Brain structural changes and neurocognitive function before and after treatment [J]. Am J Respir Crit Care Med,2011,183(10):1419-1426.

[24] CASTRONOVO V, SCIFO P, CASTELLANO A, et al. White matter integrity in obstructive sleep apnea before and after treatment [J]. Sleep, 2014, 37(9): 1465-1475.

[25] MCCARTER A R, TIMM P C, SHEPARD P W, et al. Obstructive sleep apnea in refractory epilepsy: A pilot study investigating frequency, clinical features, and association with risk of sudden unexpected death in epilepsy [J]. Epilepsia, 2018, 59(10): 1973-1981.

[26] PENG W, DING J, WANG X. The management and alternative therapies for comorbid sleep disorders in Epilepsy [J]. Curr Neuropharmacol, 2021, 19(8): 1264-1272.

[27] SOBREIRA-NETO M A, PENA-PEREIRA M A, SOBREIRA E S T, et al. Obstructive sleep apnea and Parkinson's disease: Characteristics and associated factors [J]. Arq Neuropsiquiatr, 2019, 77(9): 609-616.

[28] LAJOIE A C, LAFONTAINE A L, KIMOFF R J, et al. Obstructive sleep apnea in neurodegenerative disorders: Current evidence in support of benefit from sleep apnea treatment [J]. J Clin Med, 2020, 9(2): 297.

[29] MYSLIWIEC V, MARTIN J L, ULMER C S, et al. The management of chronic insomnia disorder and

obstructive sleep apnea: Synopsis of the 2019 U.S. Department of Veterans Affairs and U.S. Department of Defense Clinical Practice Guidelines [J]. Ann Intern Med, 2020, 172(5): 325-336.

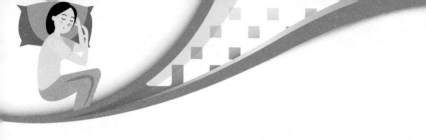

第七章 睡眠呼吸障碍与精神心理疾病

201. 什么是精神心理疾病?

目前对于精神心理疾病的定义较为模糊,美国精神医学会将其定义为一种以个体在认知、情绪调节或行为方面有临床意义的功能紊乱,它反映了一种潜在的由心理、生理或发展过程的异常所致的、以心理功能失调为特征性表现的综合征。

202. 睡眠呼吸障碍引起的常见精神心理疾病有哪些?

睡眠呼吸障碍可合并多种精神心理疾病,常见的有以下几种:

（1）抑郁症及抑郁情绪：主要表现为情绪低落、疲乏、反应迟缓等症状。

（2）焦虑和焦虑症：主要表现为紧张不安、恐惧和忧虑。

（3）精神分裂：主要表现为感知觉、思维、情感和行为等多方面障碍以及精神行为不协调，如单纯型偏执狂精神病、躁狂性精神病、失神发作、突发的猜疑、嫉妒等不合理行为。

（4）双相情感障碍：主要表现为反复交替出现情感高涨或低落两个极端。

（5）认知障碍：主要表现为注意力/警觉性的缺陷，长期（视觉或口头）记忆的延迟，以及视觉空间/构建能力和执行功能方面的异常。

203. 什么是焦虑症？

焦虑症以焦虑情绪体验为主要特征，可分为慢性焦虑（广泛性焦虑）和急性焦虑发作（惊恐发作）两种形式，主要表现为无明确客观对象的紧张担心，坐立不安，还有自主神经症状如心悸、手抖、出汗、尿频等。应注意与正常的焦虑情绪相区别，若焦虑严重程度与客观事实或处境明显不符，或持续时间过长，则可能为病理性的焦虑。

204. 睡眠呼吸障碍与焦虑症相关吗？

睡眠呼吸障碍与焦虑症具有高度的相关性，两者互相影响。以 OSAHS 为例,研究提示 OSAHS 患者中焦虑症的患病率为 32%,明显高于非 OSAHS 患者。同样,在焦虑症患者中,OSAHS 的患病率为 47.5%,尤其是在创伤后综合征的患者中,报道其患病率高达 83%。焦虑症的发生与 OSAHS 患者的性别(女性)、BMI(肥胖)、过度的白日嗜睡症状相关。

205. 焦虑症临床表现与睡眠障碍是怎样的关系?

焦虑症的临床表现有两种形式:一为慢性形式,即普遍性或广泛性焦虑症;二为急性形式,即惊恐发作。广泛性焦虑症是精神心理科的常见疾病,患者往往主诉各种各样的躯体不适,尤其是睡眠障碍。反之,睡眠障碍也是焦虑症反复发作的重要危险因素,相关研究显示,睡眠障碍组的强迫症状、敌对、偏执及精神病性因子分均较无睡眠障碍组高。

206. 怎样鉴别夜间惊恐发作与 OSAHS?

夜间惊恐发作患者的主诉为夜间憋醒,大都于入睡后 1～3 小时发生,以单次发作为主,醒后气短症状不能很快缓解,常伴有胸闷、心慌、紧张等自主神经功能失调的症状,甚至出现死亡恐惧或躁狂,且常因担心再次发作而再入睡困难。而 OSAHS 患者则常因同室中人发现其睡眠中呼吸暂停而就诊,重度者出现睡眠中憋醒,夜间反复发作,醒后憋气症状迅速缓解或完全消失,一般能很快再入睡。

207. 什么是抑郁症?

抑郁症是一种由各种原因引起的以抑郁为主要症状的心境障碍,其核心症状为情感低落、兴趣和/或愉快感缺乏以及意志行为减退,严重者可出现自杀倾向,此外还可存在许多躯体症状,如失眠、乏力、食欲障碍、胃肠功能紊乱和各种疼痛(如头痛、胸痛、背痛等)。

208. OSAHS 合并抑郁症的发病情况如何?

睡眠呼吸障碍与抑郁症两者相互影响。以 OSAHS 为例,meta 分析提示 OSAHS 患者中抑郁症患病率为 35%,明显高于非 OSAHS 患者。同样,研究发现在抑郁症患者中,OSAHS 的患病率较普通人群明显增高,有研究表明,与非抑郁症患者相比,老年人群中抑郁症患者出现 OSAHS 的概率增加 2 倍,在重度抑郁症患者中,OSAHS 的患病率高达36.3%。抑郁症的发生与 OSAHS 患者的性别(女性)、BMI(肥胖)、过度的白日嗜睡症状、OSAHS 严重程度(中重度)相关。Mosko 等人发现,在 233 例 OSAHS 患者中,有 67%的患者在就诊前 5 年即已出现抑郁症状,26% 的患者新近出现抑郁症状,而在 OSAHS 伴有发作性睡病或不宁腿综合征的患者中,抑郁症状更加明显。OSAHS 患者的病情愈重,抑郁症状愈明显。

209. 抑郁与 OSAHS 有哪些相似的症状?

OSAHS 与抑郁的部分症状存在重叠,使得判断某种症状是哪种疾病的结果就显得非常困难。常见的重叠症状有以下几种。①白日过度嗜睡:这是 OSAHS 的主要症状之一,但也有研究发现,抑郁评分与嗜睡水平存在显著相关;②疲乏:疲乏是 OSAHS 及其代谢紊乱导致的肥胖和糖尿病的一个共有症状,也有研究发现疲乏的严重程度与抑郁相关;③头痛:晨起头痛是 OSAHS 患者常见的症状之一,研究显示,慢性非器质性头痛患者中度抑郁障碍发病率为 58.6%,慢性头痛患者的抑郁评分与头痛频率呈明显的正相关;④其他:OSAHS 患者中较为常见的性功能减退及烦躁、易激怒等精神症状在抑郁患者中也十分常见。

210. 抑郁与 OSAHS 怎样相互影响?

许多研究表明,二者可以相互影响。① OSAHS 对抑郁的影响:一项大规模的队列研究结果显示,OSAHS 的严重程度与发生抑郁的危险呈正相关,原因可能与慢性间歇性低氧、氧化应激、慢性炎症反应有关;②抑郁对 OSAHS 的影响:伴有抑郁的 OSAHS 较单纯的 OSAHS 对机体的影响更为严重,表现为病情更重、临床症状更明显,这可能是由于抑郁增加了 OSAHS 患者对症状的感知程度,因此严重抑郁的 OSAHS 患者多伴有嗜睡、疲乏及较低的生活质量评分。另外,抑郁还能降低 OSAHS 患者对 CPAP 治疗的依从性。

 211. 影响 OSAHS 患者抑郁状况的因素有哪些?

(1)**一般因素**:年龄大、女性及肥胖的 OSAHS 患者并发抑郁的概率更大,且抑郁症状相对更严重。

(2)**OSAHS 病情的严重程度**:研究结果不一,有研究对 OSAHS 患者评估发现,AHI 与抑郁评分呈正相关,并与躯体化因子独立相关,由此提示 OSAHS 严重程度与抑郁相关,尤其是抑郁的躯体化症状。

(3)**睡眠结构**:关于 OSAHS 患者睡眠结构与抑郁症状的关系,研究的结论不一。有研究表明 OSAHS 患者睡眠潜伏期、睡眠开始后的觉醒时间、NREM 睡眠时间、Ⅰ期睡眠时间与抑郁症状呈正相关,而 REM 睡眠时间、总睡眠时间、NREM 期的 Ⅱ期睡眠时间与抑郁症状呈显著负相关。但 Bardwell 等人的研究发现,有抑郁症状的患者与无抑郁症状的患者相比,REM 睡眠时间占总睡眠时间的比例较高。

（4）**白日嗜睡程度**：白日过度嗜睡是 OSAHS 患者的主要症状之一，有研究表明，OSAHS 患者抑郁水平与白日嗜睡程度有关，白日困倦有助于在抑郁人群中识别 OSAHS。

（5）**应对方式**：应对方式是个体对应激的认知评价及评价之后为平衡自身精神状态采取的措施，它作为应激与应激反应之间的中间变量与心身健康密切相关。Bardwell 等发现，OSAHS 患者抑郁的发生与其应对方式相关，采取更多消极应对而很少积极应对的患者伴有更多的抑郁症状，积极的应对方式与抑郁水平呈负相关，消极的应对方式与抑郁呈正相关。

212. OSAHS 患者合并抑郁的临床特点是什么？

OSAHS 患者的抑郁症状有其独特的特点，主要表现在以下几方面：① OSAHS 患者本身症状与抑郁症的临床症状有重叠，如睡眠问题、头痛、疲劳、注意力减退、性功能障碍等；② OSAHS 患者的植物性抑郁症状（如精力下降、对事物不感兴趣等）多于没有价值感、自杀倾向等抑郁的主要症状；③不同性别 OSAHS 患者的抑郁表现有所不同，男性患者多表现为抑郁的躯体化症状，如食欲减退、乏力、各种疼痛等，而女性则多表现为过度内疚、无价值感等认知症状。

213. OSAHS 患者焦虑抑郁症状与性别和病情有关吗?

研究发现,男性重度 OSAHS 患者抑郁自评量表(SDS)标准分高于轻度、中度组患者,差异有统计学意义。男性 OSAHS 患者的焦虑自评量表(SAS)、抑郁自评量表(SDS)评分分别与吸烟指数、AHI、呼吸暂停指数(AI)、低通气指数(HI)呈正相关,与夜间最低血氧饱和度及夜间平均血氧饱和度呈负相关。

214. 什么是精神分裂症?

精神分裂症是一组病因未明的精神病,多在青壮年缓慢或亚急性起病,病程一般迁延,呈反复发作、加重或恶化,临床上往往表现为症状各异的综合征,如感知觉、思维、情感和行为等多方面的障碍以及精神活动的不协调。患者一般意识清楚,智能基本正常,但部分患者在疾病过程中会出现认知功能的损害。

215. OSAHS 与精神分裂症的相关性如何?

研究提示,精神分裂症患者中睡眠呼吸障碍疾病患病率明显增加。以 OSAHS 为例,在精神分裂症患者中 OSAHS

的患病率为 13.5%～57.1%,队列研究发现 OSAHS 在精神
分裂症人群中的患病率是非精神分裂症人群的 2 倍。这些数
据提示 OSAHS 与精神分裂症密切相关。

216. OSAHS 患者精神神经症状与 OSAHS 的严重程度是否具有相关性?

有研究分析显示,与轻度 OSAHS 组相比,中重度
OSAHS 组困倦发生率明显增高,记忆力明显下降,重
度 OSAHS 组情绪低落、脾气暴躁的发生率高于轻、中度
OSAHS 组,提示 OSAHS 患者出现的神经精神症状与疾病
的程度很可能相关。

217. 睡眠呼吸障碍与双相情感障碍有关吗?

目前研究结果表明,双相情感障碍患者中睡眠呼吸障碍
的患病率增高。以 OSAHS 为例,研究发现双相情感障碍是
OSAHS 发病的危险因素之一。在双相情感障碍的患者中,
OSAHS 的患病率为 21%～43%,明显高于普通人群。研究
认为 OSAHS 患者双相情感障碍的发生与老龄、高收入、城市
地区居住、合并代谢综合征等相关。

218. 睡眠呼吸障碍与认知障碍是否相关?

睡眠呼吸障碍与认知障碍密切相关,两者相互影响。研究发现,睡眠呼吸障碍患者发生认知障碍的风险是非睡眠呼吸障碍患者的 1.26 倍。认知障碍的发生与 OSAHS 的睡眠结构紊乱程度、低氧严重程度、肥胖、年龄等相关。同样地,在阿尔茨海默病等认知障碍患者中,睡眠呼吸障碍的患病率明显升高。一项队列研究发现在轻中度阿尔茨海默病患者中,OSAHS 的患病率高达 90.6%。

219. OSAHS 对老年人的认知功能损害有哪些特点?

利用便携式多导睡眠监测仪进行家庭睡眠呼吸监测,并结合睡眠及神经心理量表,探讨老年 OSAHS 人群的认知功能损害特点。结果显示:

(1)OSAHS 组深睡眠比例、夜间最低及平均血氧饱和度明显减少,RDI 及低氧指数明显增加。

(2)OSAHS 组简易智力状况检查法(mini-mental state examination,MMSE)、记忆商、数字符号测验、画钟测验成绩较差。

(3)OSAHS 组 MMSE 评分与年龄、夜间平均血氧水平相关。记忆商(memory quotient,MQ)与 MMSE、入睡潜伏期、氧减指数均呈正相关。

（4）伴有轻度认知功能损害（MCI）的 OSAHS 老年人 MMSE 评分下降，日间明显嗜睡，入睡潜伏期缩短，其 ESS 评分与 BMI 相关。

上述结果表明，老年 OSAHS 患者深睡眠减少，夜间血氧降得更低，MMSE、MQ、视空间及操作学习能力等认知功能受损。

220. 老年 OSAHS 合并认知障碍患者的相关因素分析有哪些？

一些研究显示，老年 OSAHS 合并认知障碍与患者的文化程度，基础疾病如高血压、糖尿病、冠心病、脑血管疾病、慢性阻塞性肺疾病及吸烟有关，经 CPAP 治疗 12 周后，其认知功能、AHI、最低血氧饱和度有明显改善，认知能力中地点定向力改善明显，认知能力的改善与 AHI 的改善呈正相关。

221. 睡眠呼吸障碍与精神心理疾病相互影响的病理生理机制是什么？

（1）睡眠呼吸障碍引起精神心理疾病的机制：精神心理疾病的发生与睡眠呼吸障碍引起的间歇性低氧及睡眠片段化有关。①睡眠片段化本身：慢波睡眠与 REM 睡眠有助于新的突触形成,利于记忆的形成与巩固。睡眠呼吸障碍患者存在睡眠片段化,慢波睡眠及 REM 睡眠减少,影响记忆的巩固。②炎症反应引起脑区结构改变:睡眠呼吸障碍疾病可引起患者中枢神经炎症反应,导致炎症介质如白介素 -1、肿瘤坏死因子 -α 等升高,从而进一步导致杏仁核、扣带回、岛叶皮质、海马、前额叶皮质、尾状核、前穹窿、前丘脑、内囊等脑区损伤,从而引起相应脑区功能受损造成情绪、认知障碍。③神经递质异常:间歇性低氧及睡眠结构紊乱可引起中枢神经递质(如 5- 羟色胺、食欲素、乙酰胆碱、多巴胺、去甲肾上腺素等)分泌异常,中枢神经递质参与焦虑抑郁情绪及认知功能的调节。④激素分泌异常:间歇性低氧与睡眠片段化可引起下丘脑 - 垂体 - 靶腺轴的功能异常,并导致生长激素、甲状腺激素、肾上腺素等激素分泌异常,异常的下丘脑 - 垂体 - 靶腺轴可通过调节突触的形成和神经递质的释放进一步导致情绪、认知等功能异常。

(2)精神心理疾病引起睡眠呼吸障碍的机制:①精神心理疾病治疗药物引起的副作用。精神心理疾病治疗药物常可引起代谢综合征、锥体外系症状,从而导致上呼吸道阻力增加和睡眠期间呼吸受损,可增加患睡眠呼吸障碍的风险。②神经递质分泌异常。精神心理疾病患者神经递质分泌异常,如 5- 羟色胺,其分泌减少可通过舌下神经核中的运动神经元影响上呼吸道扩张肌功能,从而增加睡眠呼吸障碍患病风险。③睡眠异常。由于精神疾病患者的中枢交感神经兴奋性增加及过度觉醒状态可引起患者睡眠异常,进而导致上气道不稳定性升高,增加睡眠呼吸障碍风险。④激素分泌异常。在精神心理疾病患者中下丘脑 - 垂体 - 靶腺轴功能异常,肾上腺皮质激素、甲状腺激素分泌异常,参与代谢综合征等疾病的发生发作,而代谢综合征是睡眠呼吸障碍疾病的重要危险因素之一。

222. 为什么在精神心理疾病患者中筛查睡眠呼吸障碍?

睡眠呼吸障碍对个体的生理功能和心理状态均可产生很大影响,可以是精神心理疾病的病因。另外,抗精神病药物和催眠药物对呼吸、睡眠均有的影响,亦能导致或增加患者睡眠呼吸暂停的发生,增加精神疾病临床的复杂性。因此,在精神心理疾病患者中筛查睡眠呼吸障碍十分必要。

223. 如何在睡眠呼吸障碍患者中诊断精神心理疾病?

(1)抑郁症:一般采用调查问卷进行评估,主要包括 Beck 抑郁问卷(即贝克忧郁量表)、快速 Beck 抑郁问卷、流行病学研究中心抑郁量表、医院焦虑抑郁量表、汉密尔顿抑郁量表、90 项症状自评量表、简明国际神经精神障碍交谈检查表、抑郁自评量表等。只有简明国际神经精神障碍交谈检查表是专门用于诊断抑郁症,其余的主要用于临床诊断抑郁症后评估抑郁的严重程度。目前研究中睡眠呼吸障碍患者合并抑郁症的评估较为常用的量表主要有医院焦虑抑郁量表、Beck 抑郁问卷、抑郁自评量表测试。

(2)焦虑障碍:同样以问卷调查评估为主,包括 Beck 焦虑问卷、汉密尔顿焦虑量表、Zung 焦虑评定量表、焦虑自评量表测试、广泛性焦虑障碍量表、医院焦虑抑郁情绪测量量表等,主要用于评估患者焦虑症状的严重程度。在睡眠呼吸障碍患者中常用的量表主要为汉密尔顿焦虑量表、焦虑自评量表测试。

(3)认知障碍:对于认知障碍的诊断主要包括量表及影像学检查。在睡眠呼吸障碍中常用的量表有简易精神状态检查和蒙特利尔认知评估量表,前者主要用于痴呆的筛查,而后者主要用于轻度认知障碍的筛查。影像学检查以颅脑磁共振为主,主要根据相应功能区域的体积及灰质密度变化诊断。

224. 如何治疗睡眠呼吸障碍患者的精神心理疾病?

(1)针对睡眠呼吸障碍的治疗:以 OSAHS 为例,目前针对 OSAHS 的治疗主要包括病因治疗、改善生活习惯及减重、无创气道正压通气治疗、手术治疗、口腔矫治器治疗等,其中 CPAP 仍是 OSAHS 患者的一线治疗手段。研究提示,

CPAP 治疗可以明显改善 OSAHS 患者的抑郁、焦虑、认知障碍等症状，减少精神心理疾病药物的用量，并且症状改善情况与 CPAP 使用时间呈正相关。与其他治疗手段如口腔矫治器、改变生活习惯等相比，CPAP 在改善 OSAHS 患者焦虑、抑郁、认知障碍等方面的效果更佳。而在双相情感障碍、精神分裂症方面，目前没有大型的研究证据，病例报告提示，CPAP 治疗可以改善患者白日嗜睡及精神症状。但是，也有病例报道 CPAP 治疗可能会增加双相情感障碍患者躁狂发作的情况或导致精神分裂症患者症状急性发作。此外，在精神分裂症及双相情感障碍的患者中，CPAP 的依从性欠佳，可能影响患者的治疗效果。

一项研究表明，一年的 CPAP 治疗明显改善 OSAHS 合并 MCI 患者的认知功能。Araújo 等人报道了一例 60 岁有认知障碍和抑郁症的男性患者，记忆力和执行功能严重受损，抗抑郁治疗无效，后经 PSG 诊断为重度 OSAHS，给予 CPAP 治疗后症状明显缓解，随访一年，发现症状完全消失，未再复发，提示了在精神心理疾病患者中筛查和治疗 OSAHS 的重要性。

（2）针对精神心理疾病的治疗：一方面，研究提示精神心理疾病的治疗药物如苯二氮䓬类药物等常可引起肥胖、镇静、抑制呼吸等不良反应，可增加睡眠呼吸障碍的发生及加重病情；另一方面，5- 羟色胺类药物、5- 羟色胺受体拮抗剂或再摄取抑制剂、三环类药物不仅可以改善患者的睡眠情况，还能通过增加膈肌和胸廓呼吸肌的运动,减少呼吸暂停及低通气次数,改善夜间血氧。因此,在选择治疗药物时要根据患者病情慎重选择。

225. 口腔矫治器治疗对 OSAHS 患者焦虑抑郁情绪及心理状态有影响吗?

对 48 例轻、中度 OSAHS 患者采用下颌前移口腔矫治器进行治疗,在治疗前及治疗 6 个月后采用 PSG 检查及白日嗜睡量表(ESS 评分)、症状自评量表(SCL-90)、焦虑自评量表(SAS)、抑郁自评量表(SDS)对治疗的疗效及患者的心理状况进行评分并进行统计学分析。结果显示,患者的主、客观症状均有显著改善,患者治疗前各项评分均高于正常成人,在使用口腔矫治器治疗 6 个月后,SCL-90 各因子及焦虑、抑郁评分均显著降低,提示口腔矫治器治疗可改善 OSAHS 患者的心理状况。

226. 精神心理疾病对睡眠呼吸障碍疾病的预后有什么影响?

精神心理疾病不仅会加重睡眠呼吸障碍患者乏力、精力不足、注意力不集中等症状,导致患者的生活质量进一步下降,增加患者的医疗花费;而且精神心理疾病还可通过影响患者对 CPAP 治疗的依从性,影响疾病的治疗效果;另外精神疾病治疗药物引起的不良反应如肥胖等会加重睡眠呼吸障碍疾病的病情严重程度。

睡眠呼吸障碍可导致焦虑、抑郁等的反复发作。对于合并抑郁的睡眠呼吸障碍患者,其重度抑郁发生率及患者的自杀风险明显升高。

（徐家欢　王　玮）

参考文献

[1] CARNEIRO-BARRERA A, AMARO-GAHETE F J, SÁEZ-ROCA G, et al. Anxiety and depression in patients with obstructive sleep apnoea before and after continuous positive airway pressure: The ADIPOSAHS study [J]. J Clin Med, 2019, 8 (12): 2099.

[2] FARAJZADEH M, HOSSEINI M, MOHTASHAMI J, et al. The association between obstructive sleep apnea and depression in older adults [J]. Nurs Midwifery Stud, 2016, 5 (2): e32585.

[3] SHOIB S, MALIK J A, MASOODI S. Depression as a manifestation of obstructive sleep apnea [J]. J Neurosci Rural Pract, 2017, 8 (3): 346-351.

[4] LIU D, MYLES H, FOLEY D L, et al. Risk factors for obstructive sleep apnea are prevalent in people with

psychosis and correlate with impaired social functioning and poor physical health [J]. Front Psychiatry,2016,7: 139.

[5] Mccall W V,KIMBALL J,BOGGS N,et al. Prevalence and prediction of primary sleep disorders in a clinical trial of depressed patients with insomnia [J]. J Clin Sleep Med,2009,5(5):454-458.

[6] KERNER N A,ROOSE S P. Obstructive sleep apnea is linked to depression and cognitive impairment: Evidence and potential mechanisms [J]. Am J Geriatr Psychiatry, 2016,24(6):496-508.

[7] BUBU O M,ANDRADE A G,UMASABOR-BUBU O Q,et al. Obstructive sleep apnea,cognition and Alzheimer's disease: A systematic review integrating three decades of multidisciplinary research [J]. Sleep Med Rev,2020, 50:101250.

[8] LIU T,OUYANG R. Effect of continuous positive air pressure on cognitive impairment associated with obstructive sleep apnea [J]. Zhongnan Daxue Xuebao Yixue Ban,2021,46(8):865-871.

[9] KUMAR R,MACEY P M,CROSS R L,et al. Neural alterations associated with anxiety symptoms in obstructive sleep apnea syndrome [J]. Depress Anxiety, 2009,26(5):480-491.

[10] ISIDORO S I,SALVAGGIO A,LO BUE A,et al. Effect

of obstructive sleep apnea diagnosis on health related quality of life [J]. Health Qual Life Outcomes,2015,13:68.

[11] RICHARDS K C,GOONERATNE N,DICICCO B,et al. CPAP adherence may slow 1-year cognitive decline in older adults with mild cognitive impairment and apnea [J]. J Am Geriatr Soc,2019,67(3):558-564.

[12] ARAÚJO M V,NORTON A. Cognitive impairment and depressive symptoms in a patient with obstructive sleep apnea: Full recovery after CPAP treatment [J]. Cureus, 2020,12(12):e12152.

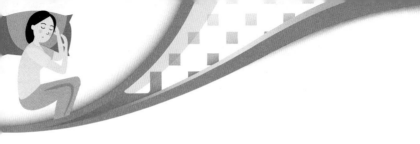

第八章　睡眠呼吸障碍与消化系统疾病

第一节　OSAHS 与胃食管反流病

227. **什么是胃食管反流病（GERD）？**

　　GERD 是指由于胃内容物反流入食管而引起的一系列不适症状和 / 或并发症的疾病。其典型症状主要表现为反酸、烧心，常在餐后 1 小时出现，卧位、弯腰或腹压增高时可加重，部分患者烧心、反流症状可在夜间入睡时发生；也可以表现为其他不典型症状，如胸骨后疼痛，与反流物刺激食管有关，严重时可为剧烈疼痛。可放射到后背、胸部、肩部、颈部、耳后，有时酷似心绞痛。吞咽困难亦可见于部分患者，可能是由于食管痉挛或功能紊乱,症状呈间歇性,进食固体或液体食物均可发生,少部分患者吞咽困难是由食管狭窄引起,此时吞咽困难可呈持续性或进行性加重。

228. GERD 的发病机制是什么?

GERD 是由多种因素造成的消化道动力障碍性疾病,其发病机制主要与抗反流防御机制减弱和反流物对食管黏膜攻击作用有关。其中抗反流防御机制主要是指以下几方面:

(1)**抗反流屏障**:是指食管和胃交接的解剖结构,包括食管下括约肌、膈脚、膈食管韧带、食管与胃底间的锐角(His 角)等,上述各部分的结构和功能缺陷均可造成胃食管反流,其中最主要的是食管下括约肌的功能状态;正常人静息时食管下括约肌压力为 10~30mmHg,为一高压带,可防止胃内容物反流入食管,当食管下括约肌压下降时可导致胃食管反流。

(2)**食管清除作用**:正常情况下,一旦发生胃食管反流,大部分反流物通过 1~2 次食管自发和继发性蠕动性收缩可将食管内容物排入胃内,即容量清除,是食管廓清的主要方式。

(3)**食管黏膜屏障**:反流物进入食管后,食管还可以凭借食管上皮表面黏液、不移动水层和表面 HCO_3^-、复层扁平上皮等构成的上皮屏障,以及黏膜下丰富的血液供应构成的后上皮屏障,发挥其保护作用。

229. OSAHS 与 GERD 的关系如何?

近年来越来越多的研究证实 GERD 与 OSAHS 之间存在一定的相关性,OSAHS 患者中有 55%～75% 的患者同时患有 GERD,食管 pH 监测也发现,OSAHS 患者较对照组有明显增多的胃食管反流事件,pH<4 的时间百分比也明显增加,GERD 的发生率为 12.9%。郭兮钧等研究发现,35 例 GERD 患者中合并 OSAHS 的有 12 例(34.3%),表现为以卧位发生胃食管反流为主,占 24 小时总胃食管反流发生次数的 69.4%,最长反流持续时间多发生于睡眠呼吸暂停最频繁时期,且胃镜检查胃食管黏膜病变较单纯 GERD 严重,提示 OSAHS 与 GERD 的发生密切相关,特别是夜间胃食管反流症状突出的患者,睡眠呼吸暂停是一个重要诱因。不仅如此,两种疾病在治疗上也存在一定的相互关联。

学者们观察到 CPAP 治疗 OSAHS 的同时,对于 GERD 具有缓解作用,而抗酸药物治疗 GERD 对于 OSAHS 的病情也同样具有缓解作用。1992 年 Kerr 等人即发现 CPAP 治疗不论对鼾症患者还是非鼾症患者的夜间胃食管反流事件都有减少作用。Green 等人也发现长期使用 CPAP 对 GERD 症状具有缓解作用,CPAP 治疗后患者的夜间胃食管反流评分明显下降,同时夜间胃食管反流评分与 CPAP 的治疗压力有显著相关关系,CPAP 压力越高夜间胃食管反流评分改善越明显。Senior 等人用饮食行为疗法联合 30 天的质子泵抑制剂(奥美拉唑)治疗了 10 例 GERD 患者,他们发现在治疗前后呼吸暂停指数差异有统计学意义,受试者平均 RDI 下降 25%,其中 3 例达到传统 OSAHS 治疗有效的定义。Ing 等人也发现 1 个月的 H_2 受体拮抗剂(尼扎替丁)治疗后 OSAHS 患者的觉醒指数较治疗前显著下降,但是尼扎替丁不能降低患者的 RDI 和缓解血氧下降,即抗酸治疗只能减少微觉醒,但不能降低 AHI。

OSAHS 与 GERD 具有较高的共患率,目前多数研究显示,两者相互影响,相互加强,OSAHS 可引起或加重 GERD,而 GERD 亦可引起或加重 OSAHS,治疗其中任一种疾病对另一种疾病均具有缓解作用,但两者之间的相互关联仍不十分清楚,仍有待于进一步研究阐明。

230. OSAHS 和 GERD 有哪些共同的发病因素?

临床上同时罹患 OSAHS 和 GERD 的人并不少见,且两者间存在一些共同的发病危险因素,如肥胖、吸烟、饮酒等,因此有些学者认为,OSAHS 患者中 GERD 患病率高可能与两者存在共同的发病因素有关,但亦有越来越多的研究证实,两者间互为因果、互相加重。

231. OSAHS 与 GERD 相互关联的解剖学基础是什么?

呼吸系统与食管的关系非常密切,两者从胚胎发生到功能上都具有许多共同点和相互作用的地方。在人类的胚胎发育过程中,呼吸道、食管、胃都起源于前肠后部,因此在解剖位置上极为接近,一个器官的功能失调可导致另一个器官的某种改变,如胸腔内的压力改变可传递到食管,食管内食团的输送及蠕动波亦可对肺脏功能造成影响。食管和气管都开始于咽腔,中枢神经系统需要一个精确的调节机制来协调食管和气管的活动,一旦这种协调机制失败,则会对机体造成各种严重的后果。

232. OSAHS 是如何影响 GERD 的?

通过对 OSAHS 和 GERD 患者食管 pH、压力及多导睡眠同步监测结果的分析得出,OSAHS 是夜间 GERD 的高危因素,呼吸暂停、躯体活动、吞咽动作、微觉醒均与 GERD 的发生密切相关。

OSAHS 患者发生呼吸道阻塞时会导致胸腔负压和食管内负压明显增大,食管括约肌的跨压差增大,胃内容物易反流入食管引起 GERD;在 OSAHS 疾病中,为了克服阻塞的上呼吸道,患者需连续吸气,除了引起胸膜腔内压的变化,还会引起横膈压力上升,易致 GERD;在呼吸道阻塞时,经常由于吸气产生咳嗽而增加腹内压,也会引起 GERD;在 OSAHS 患者中,吞咽反射常常被削弱,提示 OSAHS 可能会影响吞咽时吸气呼气的转换,导致 GERD 的发生;且 OSAHS 患者在夜间睡眠时,尤其仰卧位延长了食管的清除时间,也易导致 GERD。亦有国外学者指出,在睡眠呼吸暂停过程中,增加了的呼吸努力通过膈食管膜(连接膈与下食管括约肌的韧带)传递到了食管下括约肌,但只有当传递的压力超过了界值,食管下括约肌才会打开,使得胃内容物流入食管。

OSAHS 患者的夜间微觉醒次数增加与睡眠效率的降低都可一过性地触发下食管括约肌松弛,引起胃食管反流。呼吸暂停过程中,由于上呼吸道阻力增加,患者吸气做功增加,从而引起频繁的觉醒反应及吞咽动作,继而诱发食管括约肌的一过性松弛,胃、十二指肠内容物不断反流入食管,造成其黏膜损伤,易导致 GERD 的发生。Ing 等人观察到有 43.8% 的微觉醒与胃食管反流事件相关。Ozturk 等人的研究显示夜间酸反流与睡眠开始阶段的微觉醒和觉醒期有密切关系。Suganuma 等人通过问卷调查评估了 475 例受试者的胃酸反流、失眠症、睡眠呼吸暂停事件的情况,发现有睡眠呼吸暂停和失眠症症状的患者中 GERD 发病率显著增高。值得注意的是,他们发现失眠症患者不管有没有睡眠呼吸暂停的症状,失眠症都与 GERD 的症状存在显著的相关关系,这说明微觉醒可能独立于睡眠呼吸紊乱影响 GERD。

GERD 对 OSAHS 的影响有哪些?

GERD 亦可引起或加重 OSAHS。有研究表明,GERD 可能是引起 OSAHS 的原因或高危因素之一,可能是 OSAHS 患者呼吸暂停的触发因素。有研究显示,在胃食管反流期间发生的呼吸暂停和/或低通气比未发生胃食管反流时出现的呼吸暂停和/或低通气明显增多,发生胃食管反流前和发生胃食管反流后食管体部压的变化说明,胃食管反流是引起呼吸暂停和/或低通气的一个重要因素。抗反流治疗后,食管体部压、食管体部有效蠕动得到了显著改善,且发现食管动力改善的同时,睡眠呼吸暂停明显减轻,说明 GERD 可能是引起 OSAHS 的原因之一。

发生胃食管反流时少量反流到咽喉的胃内容物被误吸时可引起呼吸道痉挛。Ishikawa 等研究显示,酸对喉部的刺激更易引起呼吸道痉挛,且长期反复的刺激会增加呼吸道的反应。胃食管反流可引起反流性咽喉炎,反流物造成的咽喉部组织充血水肿可直接加重上呼吸道狭窄而引起或加重 OSAHS。Payne 等用内镜感觉测试评估的 34 例患者中有 29 例患有 OSAHS,29 例 OSAHS 患者中有 26 例通过咽喉部反流体征评分(RFS)提示存在反流性疾病。将 RFS 与 AHI 行相关性分析,得出咽喉部炎性反应程度与 OSAHS 的严重程度存在相关趋势。用内镜感觉测试引发声门内收肌反射的压力临界值代表喉部的感觉功能,分析发现炎性反应与喉部感觉功能损伤存在相关性,喉部感觉功能损伤与

OSAHS 的严重程度也存在相关关系。以往学者们也有类似的发现,即 OSAHS 患者有口咽和喉部黏膜感觉丧失的表现,黏膜感觉异常可以表现为黏膜感觉传入的缺陷,使上气道神经调控异常,最终导致上气道塌陷。他们发现下咽部和喉部炎症的存在与反流性疾病症状的出现高度一致。有学者研究发现 OSAHS 患者上气道存在神经功能异常,这种异常影响感觉功能,并影响上气道肌肉的去神经改变,而这种神经结构改变和气道炎性细胞渗出同时存在,提示 OSAHS 患者上气道神经功能异常可能与炎性反应相关。

胃食管反流时,反流至食管的胃内容物可经迷走神经反射引起呼吸道痉挛和呼吸暂停。这种机制需要一种化学受体,这种化学受体是起保护作用的,在呼吸时刺激了这种特殊的受体,导致声门关闭,从而引发了呼吸暂停。

夜间胃食管反流还可加重 OSAHS 患者日间嗜睡症状。OSAHS 患者由于夜间呼吸暂停而出现频繁的微觉醒,微觉醒的出现可以终止呼吸暂停事件,但同时也造成睡眠片段化,深睡眠减少从而出现日间嗜睡症状。夜间胃食管反流可能通过增加 OSAHS 患者的微觉醒而加重患者的日间嗜睡症状。

OSAHS 与 GERD 相互关联的其他机制有哪些?

OSAHS 与 GERD 间还可能存在某种其他机制的相互

关联。Kiatchokun 等人对 12 头出生 3～7 天的小猪研究发现,将实验对象暴露于氧浓度 8%(平衡氮)的环境下 3 分钟,复氧后有 5 只小猪出现呼吸暂停,没有出现呼吸暂停的小猪在第二轮低氧 - 复氧的循环后又有 5 只出现呼吸暂停,且这种呼吸暂停后都伴有食管下括约肌张力的显著下降。食管下括约肌张力是防止反流发生的一个重要拮抗因素,作者认为低氧会通过改变迷走神经节前神经元递质的释放,经过外周的胆碱能机制作用于食管下括约肌,使 GERD 更易发生。

235. 质子泵抑制剂治疗 OSAHS 合并 GERD 有效吗?

Rassameehiran 等人用 meta 分析探讨了应用质子泵抑制剂对 OSAHS 和 GERD 症状的影响,发现 AHI 治疗前后的变化结果不一,但确实明显改善了白日嗜睡,提示当 OSAHS 合并 GERD 时,需要分别给予相应治疗。

236. CPAP 治疗对胃食管反流有作用吗?

有研究对 85 例 OSAHS 患者进行了检查,发现 62 例(占 78%)伴有胃食管反流,应用 CPAP 治疗 6 个月,观察到所有患者的白日嗜睡和胃食管反流症状明显缓解,但效果与 CPAP 使用的依从性有关。另一项研究也发现,CPAP 治疗可以明显改善胃食管反流症状和胃食管反流带来的夜间慢性咳嗽,疗效与 AHI 有关。

第二节　睡眠呼吸障碍与消化性溃疡

237. 消化性溃疡的表现有哪些?

消化性溃疡可发生于食管、胃、十二指肠、胃 - 空肠吻合口附近及含有胃黏膜的 Meckel 憩室,其中,以胃和十二指肠球部溃疡最为常见,故又称胃、十二指肠溃疡,是一种全球性常见病,好发于男性,约 10% 的人在其一生中患过本病。临床上,十二指肠球部溃疡多于胃溃疡,两者发生率的比值大约为3 : 1,其主要症状为慢性、周期性、节律性腹痛,多为上腹痛,可呈钝痛、灼痛、剧痛或饥饿样痛,一般较轻能耐受,常因精神刺激、过度疲劳、饮食不慎、药物影响、气候变化等因素诱发或加重,可因休息、进食、服用抑酸或抗酸药、以手按压疼痛部位、呕吐等方法而减轻或缓解;部分病例可无典型症状,仅表现为腹胀、厌食、嗳气、反酸等消化不良症状。

238. 消化性溃疡发病机制是什么?

消化性溃疡发病主要与胃酸和胃蛋白酶的侵袭作用及黏

膜的防御能力间失去平衡、胃酸对黏膜产生自我消化有关,具体来讲,胃溃疡以黏膜屏障功能降低为主要发病机制,而十二指肠球部溃疡则以高胃酸分泌为主要机制。

239. 消化性溃疡常见病因有哪些?

(1)幽门螺杆菌感染:十二指肠球部溃疡患者的幽门螺杆菌感染率高达 90%~100%,胃溃疡为 80%~90%,且在幽门螺杆菌感染的人群中,消化性溃疡的患病率也较高,此外清除幽门螺杆菌可加速溃疡的愈合,显著降低消化性溃疡的复发。

(2)药物:长期服用非甾体抗炎药、糖皮质激素、氯吡格雷、化疗药物、双膦酸盐等药物可诱发溃疡。

(3)遗传易感性:部分消化性溃疡患者有该病的家族史,提示该病可能存在遗传易感性。

(4)胃排空障碍:胃排空延迟及食糜停留过久可持续刺激 G 细胞,使之不断分泌促胃液素,使胃酸等分泌增多,此外,十二指肠 - 胃反流也可导致胃黏膜损伤。

(5)其他:如应激、吸烟、长期精神紧张、进食无规律等都是消化性溃疡发生的常见诱因。目前认为,睡眠呼吸障碍也会增加消化性溃疡的发病率。

240. 睡眠呼吸障碍对消化性溃疡的影响有哪些?

睡眠呼吸障碍会引发或加重消化性溃疡,而且部分消化性溃疡患者本身也存在睡眠呼吸障碍。睡眠呼吸障碍等所导致的睡眠剥夺可导致胃黏膜血流减少、抑制细胞增殖而影响胃黏膜修复、破坏胃黏膜离子屏障,最终可引起胃黏膜糜烂。

此外英国研究人员发现,人体的胃和小肠在晚上会产生一种叫作三叶因子 2(TFF2)的化学物质,它可对胃和小肠的破裂处进行修复,TFF2 的含量一般会随着生理节奏而自动调整,通常在下午和傍晚降至最低,夜晚至睡眠时可达最高,在睡眠过程中,TFF2 水平会增加 340 倍以上,有助于胃和小肠的损伤修复,如果睡眠不足,这种物质的产生就会减少,从而增加了胃溃疡的患病机会。而睡眠呼吸暂停患者睡眠时出现的呼吸中断可导致间歇性低氧,从而激活全身性炎症反应和交感神经,这些损伤不仅会对心脑血管系统造成威胁,也可以损伤胃肠道黏膜,从而引发或促进消化性溃疡的进展。

在一项近 35 000 例中国台湾患者的研究中发现,睡眠呼吸暂停患者消化性溃疡出血的风险明显增高(2.4 倍),这提示对于消化性溃疡出血且没有其他任何危险因素的患者来说,睡眠呼吸暂停可能是一个潜在的因素。

241. 睡眠呼吸障碍患者的焦虑抑郁情绪对消化性溃疡有影响吗?

随着医学模式由生物医学模式向生物 - 心理 - 社会医学模式的转变,心理社会因素对消化性溃疡的影响日益受到重视。睡眠呼吸障碍越严重,睡眠质量越差,其焦虑和抑郁症状就越显著,而焦虑或抑郁情绪又反过来影响睡眠质量,且焦虑与抑郁情绪之间容易相互影响,与睡眠紊乱形成恶性循环。因此,焦虑、抑郁症状对消化性溃疡的发生、发展有着重要影响。

242. 睡眠呼吸障碍患者的焦虑抑郁情绪如何影响消化性溃疡?

流行病学调查表明,约 72.5% 的溃疡患者有明显的焦虑、抑郁倾向,且长期的情绪应激即焦虑、抑郁状态等不良情绪通过下列两个途径影响胃肠道的功能:①可使迷走神经过度兴奋,壁细胞分泌大量胃酸,交感神经兴奋时间过长,胃肠蠕动减弱,胃黏膜血管痉挛、缺血,细胞代谢障碍,黏膜糜烂、坏死,促进溃疡形成;②内分泌系统通过下丘脑 - 垂体 - 肾上腺轴而使促肾上腺皮质激素和皮质酮水平进一步升高,促进胃酸分泌,减少胃黏液分泌,削弱胃黏膜的抵抗力,诱发溃疡发生。

243. 治疗睡眠呼吸障碍患者的焦虑抑郁情绪会改善消化性溃疡吗?

对睡眠呼吸障碍患者的焦虑、抑郁状态进行治疗有利于消化性溃疡的恢复,并可减少复发。研究数据表明,存在焦虑或抑郁状态的患者溃疡复发率较高,而具有显著抗焦虑和抗抑郁作用的氟哌噻吨美利曲辛能通过消除消化性溃疡患者的焦虑紧张情绪降低胃酸分泌,从而消除溃疡的激发因素,溃疡复发率明显降低;在对伴有焦虑抑郁情绪的消化性溃疡患者的研究中发现,舒必利联合雷尼替丁等药物治疗能较好地解除溃疡患者的焦虑抑郁情绪,并能促进溃疡的愈合。研究结果提示,传统治疗方法联合心理疗法共同治疗消化性溃疡,可身心同治,达到较好的疗效,且无明显不良反应的发生,是一种疗效显著、安全性高的治疗方案。

第三节 睡眠呼吸障碍与 肠易激综合征

244. 肠易激综合征的表现及发病机制有哪些?

肠易激综合征是一种无明显形态学改变和生化异常,以腹部不适(腹痛、腹胀)伴排便习惯改变为特征的常见的功能性胃肠病,欧美国家成人患病率为 10%～20%,我国为 10% 左右,以中青年患者居多,老年人初次发病者少见,男女比例约为 1∶2。其病因及发病机制尚未明了,可能与内脏高敏感性、精神心理因素、肠道动力异常、菌群紊乱等有关,且越来越多的研究证实,睡眠呼吸障碍也与肠易激综合征有关。

245. 睡眠障碍与肠易激综合征的关系如何?

　　肠易激综合征是以肠功能紊乱为特征的一组综合征,同时还伴有许多肠外表现,不仅有精神心理症状(如焦虑、抑郁等),而且存在睡眠障碍,这些睡眠障碍独立于患者的情绪障碍,但情绪障碍会加重患者的睡眠异常。睡眠生理研究发现,反复干扰睡眠可导致腹痛、腹胀、胃十二指肠反流、排便习惯改变等,睡眠呼吸障碍引起的睡眠片段化可导致患者神经 - 内分泌 - 免疫网络的紊乱及精神状态的恶化,引起肠道功能病变。Kim 等人对不规则轮班工人和传统日班工人肠易激综合征的发生情况进行了调查,他们发现,不规则轮班工人肠易激综合征患病率(32.7%)显著高于日班工人(16.7%)。他们还发现,许多不规则轮班者睡眠质量较差,白日嗜睡率较高。有学者比较了肠易激综合征患者与健康者的睡眠模式和直肠敏感性,发现睡眠质量较差的肠易激综合征患者直肠敏感性的阈值较低,并且肛门括约肌功能也发生了变化。因此,睡眠障碍可加重肠易激综合征症状,而这些症状又加重睡眠障碍。

246. 睡眠障碍如何影响肠易激综合征?

睡眠障碍常常引起睡眠质量下降。国内外研究均提示,睡眠障碍影响肠易激综合征患者胃肠功能,降低胃肠免疫系统活性、干扰脑 - 肠肽的分泌过程等。肠易激综合征患者睡眠结构改变如睡眠觉醒次数增加可致腹胀、腹痛、排便习惯改变、胃肠反流、焦虑及抑郁等多种症状产生,睡眠生理过程中下丘脑的节律性和反馈机制受到干扰以及脑 - 肠轴系统失调可能导致一系列与睡眠相关的胃肠功能紊乱。

研究表明,睡眠方式或周期的改变可影响人体下丘脑 - 垂体 - 肾上腺轴(HPA),依次释放促肾上腺皮质素释放因子(CRF)、促肾上腺皮质激素(ACTH)及皮质醇,而这些内分泌激素释放的紊乱在胃肠道可引起胃酸分泌、胃肠血流、胃肠运动及黏膜防御功能等多方面损害。国外学者对 67 例平均年龄 5.34 岁的幼儿园儿童进行睡眠质量研究后发现,睡眠质量差的儿童晨起皮质醇水平明显升高,提示幼儿期的睡眠行为障碍可能增强了 HPA 的活性。国内对大鼠的睡眠剥夺研究显示,睡眠剥夺可导致胃肠道免疫功能明显下降,降低胃肠运动功能,而且可以引起大鼠血浆中某些胃肠道激素水平的改变。

247. **睡眠呼吸障碍会影响肠易激综合征患者的内脏感觉吗?**

关于睡眠呼吸障碍是否影响内脏感觉改变的国内外研究相对较少,其具体影响机制有待进一步阐明,多数研究推测其可能与脑内神经递质(如乙酰胆碱、去甲肾上腺素、多巴胺和 5- 羟色胺等)的改变作用于脑 - 肠轴有关。有学者发现睡眠片段化可能影响人体内脏敏感性的改变,表现为较多的疼痛和躯体症状;同时 Fass 等发现肠易激综合征患者自我报告在睡眠中有较多的觉醒并伴有腹痛感觉,提示觉醒次数增加可能是导致肠易激综合征患者内脏敏感性改变的原因之一。

 248. **睡眠呼吸障碍影响消化系统的自主神经功能吗?**

睡眠呼吸障碍带来的睡眠异常对消化系统的影响机制复杂而精细,一些研究者对肠易激综合征患者的自主神经功能进行了观测,发现在肠易激综合征患者中存在自主神经功能失衡,特别是在 REM 期,自主神经功能失衡可能在睡眠障碍和肠易激综合征之间起着介导途径的作用。睡眠片段化可导致大脑皮质功能失调、下丘脑功能紊乱,经由迷走神经兴奋介导刺激壁细胞与 G 细胞大量分泌胃酸,亦可导致肾上腺皮质激素分泌亢进,促使胃酸、胃蛋白酶分泌增多而胃肠道的血流分布减少,进而引起胃肠黏膜防御功能及自我修复能力均下降。

249. 睡眠呼吸障碍影响胃肠动力的其他方式有哪些?

肠易激综合征病因学研究认为,胃肠动力异常和内脏高敏感是肠易激综合征的主要病理生理基础。有学者研究发现,心理压力越大,肠易激综合征患者 Ⅱ 期和 REM 睡眠时间越少,而相关研究提出,睡眠障碍是以一种应激压力的方式干预胃肠动力,有较多的临床和实验室研究也表明了应激与胃肠动力的关系。中国一项对大鼠的睡眠剥夺实验结果显示睡眠剥夺造成机体处于应激状态,不但显著影响支配胃肠运动的神经中枢的电生理学变化,更明显的是造成胃肠电活动的紊乱,而胃肠电活动可以很明确地提示胃蠕动动力和胃肠排空时间的状况,其研究结果证明睡眠剥夺可以造成胃肠动力方面的障碍。亦有学者提出,睡眠损伤可能诱发应激系统,通过下丘脑室旁核释放促皮质激素释放激素(CRF)启动应激行为,并可通过调节自主神经功能和影响胃肠激素分泌影响胃肌电活动从而调节胃肠运动。

第四节 睡眠呼吸障碍与炎性肠病

 何为炎性肠病？

炎性肠病是一类多种病因引起的、异常免疫介导的肠道炎症性疾病，以慢性复发和缓解为特点，且有终生复发倾向，据估计，大约有十万分之十二美国人罹患此病。其中，溃疡性结肠炎和克罗恩病是炎性肠病主要的疾病类型。溃疡性结肠炎多见于 20～40 岁人群，男女发病率无明显差异，近年来，我国溃疡性结肠炎患病率明显增加，虽然患者病情多较欧美国家轻，但重症患者也较常见，临床以反复发作的腹泻、黏液脓血便及腹痛为主要表现。克罗恩病发病年龄多在 15～30 岁，男女患病率也近似，虽然本病在欧美国家多见，但近年来，我国克罗恩病患者也逐渐增多，临床主要表现为腹痛、腹泻、体重下降、腹块、瘘管形成和肠梗阻等。除消化系统表现外，溃疡性结肠炎和克罗恩病还可伴有发热、营养障碍或营养不良等全身表现以及关节、皮肤、眼、口腔黏膜等肠外损害。

251. 炎性肠病的发病机制是什么？

炎性肠病的病因及发病机制尚未完全明确，已知肠道黏膜免疫系统异常反应所导致的炎症反应在炎性肠病发病中起重要作用，目前认为这是由多因素相互作用所致，主要包括环境、遗传、感染和免疫因素。

252. 睡眠呼吸障碍与炎性肠病的关系如何？

充足的睡眠能抑制慢波睡眠过程中的结肠收缩及收缩传导，从而抑制结肠活动。在一项横断面调查中发现，加拿大人的失眠和肠道紊乱之间存在明显关系。这项研究发现即使在均衡了性别、年龄、自感压力、慢性疲劳这些差异之后，失眠人群仍具有近 3 倍的肠道紊乱高风险。

Zimmerman 是第一个公布炎性肠病患者存在睡眠障碍的研究者，他小范围观察了年龄匹配的肠易激综合征和炎性肠病男性患者，评估了肠和肠外症状（包括睡眠障碍）之间的关系，发现与健康对照组相比，肠易激综合征和炎性肠病患者存在较严重的睡眠障碍。几年后，在一项儿童人群的睡眠研究中发现儿童炎性肠病患者中有 54% 存在中度至重度睡眠障碍，最常见的障碍是晨起疲劳（75%）和睡眠片段化（53.6%），但该项研究没有发现睡眠障碍与疾病活动或治疗方案之间存在任何关联。Keefer 和他的同事是第一个通过小型前瞻性研究在主观(使用匹兹堡睡眠质量指数量表)和客观(使用 PSG 检查)两方面评价成年对照组、肠易激综合征患者和炎性肠病患者睡眠障碍的团队,他们发现肠易激综合征患者或炎性肠病患者的主观睡眠抱怨更多,且不正常的睡眠影响生活质量,同时通过 PSG 检查发现,13% 的炎性肠病患者有 OSAHS。一项研究对102 例炎性肠病患者进行了观察,发现 54.9% 存在睡眠紊乱。

 睡眠呼吸障碍反复低氧对炎性肠病的影响如何?

睡眠呼吸障碍患者睡眠过程中反复出现睡眠呼吸暂停,进而引起反复低氧,不仅造成胃肠道等全身重要脏器缺氧,增加氧化应激,抑制线粒体功能,更可诱发低氧诱导因子的生成,启动或促进炎症级联反应,因此与胃肠道病变,尤其是炎性肠病的发生、发展密切相关。

 睡眠呼吸障碍引起哪些主要炎症因子的改变?

在某些胃肠疾病中,如炎性肠疾病、胃食管反流、肝脏疾病和结肠直肠癌,已发现炎性细胞因子如 TNF-α、IL-1 和

IL-6 水平的改变。国外研究者测量了 12 位睡眠窒息、11 位发作性睡病、8 位特发性嗜睡症和 10 位正常对照人群的晨起血浆 TNF-α、IL-1β 和 IL-6 水平,发现与正常对照组相比,睡眠窒息的患者 IL-6 水平明显升高,睡眠窒息和发作性睡病患者的 TNF-α 水平明显升高,其中 TNF-α 水平与夜间睡眠呼吸障碍及低氧的程度呈正相关,而 IL-6 与 BMI、低氧程度和夜间睡眠呼吸障碍的程度呈正相关。

255. 睡眠呼吸障碍患者体内炎症因子水平发生改变的机制是什么?

虽然睡眠呼吸障碍可导致炎性细胞因子的增加,但其升高的机制仍不明确。研究发现,IL-6 与 BMI 呈正相关,且在 BMI 最高的睡眠呼吸暂停患者中 IL-6 和 TNF-α 的水平是最高的。在动物研究中也发现,肥胖动物血浆 TNF-α 的浓度显著升高,且其水平与过度肥胖及胰岛素抵抗最相关。有学者指出,即使没有睡眠呼吸暂停,与年龄及性别都匹配的对照组相比,肥胖更能表现出与疲劳、白日嗜睡(EDS)、夜间睡眠呼吸障碍这些主诉的相关性,并且更能表现出与客观 EDS 程度更重的相关性。

在关于 EDS 的研究中也发现,炎性细胞因子特别是 IL-6,可能与肥胖受试者所表现出的疲劳和嗜睡增加有关。在动物和人类研究中发现,IL-6 的分泌通过 β- 肾上腺素受体途径由儿茶酚胺调控,因此,睡眠呼吸暂停和肥胖者外周交感神经活性的增加可以解释高水平的 IL-6 现象。此外,也有证据表明,EDS 患者的睡眠不足甚至缺氧可能都在炎症细胞因子(尤其是 TNF-α)的升高中发挥作用,这与之前人类睡眠剥夺可导致 TNF-α 升高的研究结果相一致。

 炎性肠病患者出现睡眠障碍的原因有哪些?

近年来,关于睡眠和炎性肠病之间关系的研究一直是国内外学者关注的热点。炎性肠病患者睡眠障碍可能是多因素造成的:首先,在疾病活动期夜间肠道蠕动及腹痛等症状可导致睡眠障碍;其次,疾病活动期频繁使用糖皮质激素或麻醉剂等药物可导致睡眠受损;再次,炎性肠病患者常见的相关的精神合并症,包括抑郁症和焦虑症也影响睡眠质量。然而,有研究发现,近一半的患者在临床缓解期也存在睡眠障碍,可能与这些患者存在亚临床炎症有关。

 睡眠障碍与炎性肠病的活动有关吗?

睡眠障碍在众多炎性肠病患者中的存在促使研究人员开始寻找睡眠与疾病活动之间的相关性。国外学者进行了一项前瞻性观察性队列研究,以探讨炎性肠病患者的睡眠障碍情况,结果证实,100% 的疾病活动期患者均有睡眠不良,而只有 72% 的疾病非活动期患者睡眠不佳;如果用组织学标准来评价疾病是否处于活动期,则睡眠障碍的差异更大,组织学上的活动期患者 100% 存在睡眠不良,而组织学显示疾病非活动期的患者只有 54% 有睡眠不佳。在一项儿科炎性肠病患者的研究中发现,与轻度活动或无活动的炎性肠病患儿相比,自诉有严重活动性炎性肠病的患儿更易有睡眠障碍。Graff 和他的团队在一项大规模的成人活动性炎性肠病的研究中也发现类似结果,与非活动性炎性肠病患者相比,活动性炎性肠病患者睡眠质量差的比例更大(82% : 51%)。Graff 等人又发表了评估成人炎性肠病患者疲劳乏力情况的研究报告,在均衡了疾病活动、疾病类型、性别和年龄后,研究人员发现,睡眠质量差和与日俱增的疲劳独立相关。同样,一个小规模的儿科抑郁患者研究也发现,与对照组相比,克罗恩病患者存在明显的主观睡眠障碍。

258. 睡眠障碍与炎性肠病复发的风险增加有关吗?

已有研究支持睡眠障碍可能是炎性肠病患者疾病复发的一个可调节的行为危险因素。Ranjbaran 等人通过对 205

例炎性肠病患者、肠易激综合征患者和健康对照者进行匹兹堡睡眠质量指数量表分析发现,尽管处于缓解期,但与健康对照组相比,炎性肠病患者的睡眠潜伏期显著延长、睡眠片段化明显、白天精力及整体睡眠质量更差。一个更大的囊括318例克罗恩病和溃疡性结肠炎患者的研究也表明,77%的疾病活动期患者和49%的疾病非活动期患者睡眠质量均下降。近一半的患者在临床缓解期也存在睡眠障碍,这可能与这些患者存在亚临床炎症有关,提示即使在临床缓解期,睡眠障碍仍可以激活炎症通路。

 睡眠障碍与克罗恩病、结肠炎有相关性吗?

通过对美国克罗恩病和结肠炎基金会超过3 100例患者的大型调查发现,临床缓解和主观睡眠障碍的克罗恩病患者6个月疾病活动风险加倍,而溃疡性结肠炎患者未发现同样关联。亦有研究表明,炎性肠病患者(包括克罗恩病和溃疡性结肠炎患者)中,在排除了已知抑郁、焦虑、使用皮质类固醇和使用影响睡眠的非处方药的因素后,临床缓解和睡眠质量差的患者6个月疾病复发风险增高2倍,匹兹堡睡眠质量指数量表异常的患者3个月复发率为47%,6个月复发率为67%,而匹兹堡睡眠质量指数量表正常的患者3个月和6个月复发率均为0。

由于睡眠障碍和疾病复发之间存在关联,因此对于炎性肠病患者而言,常常需要同时评估其睡眠质量。为减少后续疾病复发的可能性,睡眠障碍的识别和干预可能是一个有效手段,因此仍需对改善睡眠质量的干预的有效性进行评估和研究。考虑到皮质类固醇及麻醉剂的使用和睡眠质量好坏有关,因此识别这些医源性导致睡眠障碍的因素、调整治疗方案及研究相关不良反应的干预措施也很重要。同时,抑郁症状和睡眠质量之间的关联也表明有必要继续对炎性肠病患者进行常规精神合并症的筛查。

260. 改善炎性肠病患者的睡眠质量是否有助于疾病治疗?

对失眠患者的研究结果支持使用认知行为疗法以改善睡眠质量,但认知行为疗法的有效性并没有在炎性肠病人群中进行评估。

261. 目前炎性肠病疗法能改善睡眠质量吗?

目前尚不明确。如果炎性肠病患者行为干预的研究能显示出睡眠质量的改善和疾病活动度的降低,那么这可能是改善患者总体生活质量的一个侵入性更小且更廉价的方法。因此,进一步评价睡眠评估的作用和后续治疗干预睡眠障碍对炎性肠病患者预后的影响是非常有必要的。

 睡眠障碍的评估对炎性肠病患者有哪些治疗指导意义?

毫无疑问,炎性肠病患者睡眠质量差。目前已有 140 万美国人诊断炎性肠病,约 75 万～100 万患者受睡眠障碍的影响。就目前而言,对这一群体睡眠障碍的评价并没有标准的临床实践。随着研究发现,主观睡眠障碍与增加的疾病活动度、亚临床炎症及疾病复发风险的增加有关,所以评估睡眠障碍也许可以成为另一种非侵入性地评价亚临床炎症的方法。

睡眠质量差的患者也应当进行共患睡眠疾病的评价,包括 OSAHS、不宁腿综合征和原发性失眠,如果存在共患病,应当考虑转诊以进一步诊断和治疗。临床缓解期睡眠质量差的患者也需要进一步进行亚临床炎症以及睡眠卫生保健学的评估和教育,以减少疾病复发的风险。睡眠质量差且处于疾病活动期的患者应首先接受最佳的药物治疗,然后对疾病活动和睡眠质量进行进一步评估。总之,对炎性肠病患者进行睡眠障碍的评估在优化医疗管理和维持疾病缓解状态中将发挥重要作用,甚至可以改变疾病预后。

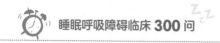

第五节　睡眠呼吸障碍与结直肠癌

263. OSAHS 是否增加结直肠癌的患病风险？

　　结直肠癌即大肠癌，包括结肠癌和直肠癌，是常见的恶性肿瘤，发病率在世界不同地区差异很大，以北美洲、大洋洲最高，欧洲居中，亚非地区较低，我国南方，特别是东南沿海明显高于北方。近 20 多年来，多数国家结直肠癌（主要指结肠癌）发病率呈上升趋势。除与环境和遗传因素有关外，结直肠腺瘤和炎性肠病等亦是其发病的危险因素。OSAHS 患者大多肥胖，且其特有的病理生理过程又可以导致代谢紊乱，加重肥胖，形成恶性循环，同时其带来的睡眠片段化和慢性间歇性低氧又可促进慢性炎症发展。因此，OSAHS 很可能通过这些因素增加肠道的癌症风险。

264. 其他形式的睡眠障碍对结直肠癌的影响如何？

　　动物研究表明，夜间光暴露或睡眠剥夺导致的昼夜节律紊乱均可加速肿瘤的形成。Thompson 等人对睡眠和结直肠癌进行了评估，指出睡眠持续时间较短（<6 小时）导致结

直肠腺瘤的风险增加近50%。另外,轮班工作、异常时钟基因的表达和其他引起昼夜节律紊乱的原因也是癌症的危险因素。Schernhammer 等研究发现夜班工作的女性结肠癌风险增加。因此,对少于正常持续睡眠时间的评估和治疗可能是降低结直肠癌风险的一个潜在的方法。

 ## 265. OSAHS 引起结直肠癌的可能机制是什么?

动物实验表明,OSAHS 引起的慢性间歇性低氧可以促进肿瘤的生长和转移。一般来说,生长迅速的肿瘤多伴有低氧,可激活转录因子 HIF-1,后者可调控肿瘤进展基因的表达。有研究报道,OSAHS 引起的反复低氧可增加 HIF-1 的活性和 HIF 靶基因的表达,进而促进肿瘤的发生。

（乔　燕　王　蓓）

参考文献

[1] PARDAK P,FILIP R,WOLIŃSKI J,et al. Associations of obstructive sleep apnea,obestatin,leptin and ghrelin with gastroesophageal reflux [J]. J Clin Med,2021,10(21): 5195.

睡眠呼吸障碍临床 **300** 问

[2] KANG H H,LIM C H,OH J H,et al. The influence of gastroesophageal reflux disease on daytime sleepiness and depressive symptom in patients with obstructive sleep apnea [J]. J Neurogastroenterol Motil,2021,27(2): 215-222.

[3] ADAM M,ZANATION A M, SENIOR B A. The relationship between extraesophageal reflux(EER) and obstructive sleep apnea(OSAHS) [J]. Sleep Med Rev, 2005,9(6):453-458.

[4] LINDAM A,KENDALL B J,THRIFT A P,et al. Symptoms of obstructive sleep apnea, gastroesophageal reflux and the risk of Barrett's esophagus in a population-based case-control study [J]. PLoS One,2015,10(6): e0129836.

[5] EMILSSON O I,JANSON C,BENEDIKTSDÓTTIR B,et al. Nocturnal gastroesophageal reflux,lung function and symptoms of obstructive sleep apnea: Results from an epidemiological survey [J]. Respir Med,2012,106(3): 459-466.

[6] PAYNE R J,KOST K M,FRENKIEL S,et al. Laryngeal inflammation assessed using the reflux finding score in obstructive sleep apnea [J]. Otolaryngol Head Neck Surg,2006,134(5):836-842.

[7] RASSAMEEHIRAN S,KLOMJIT S,HOSIRILUCK N,et al. Meta-analysis of the effect of proton pump inhibitors

on obstructive sleep apnea symptoms and indices in patients with gastroesophageal reflux disease [J]. Proc (Bayl Univ Med Cent),2016,29(1):3-6.

[8] TAMANNA S,CAMPBELL D,WARREN R,et al. Effect of CPAP therapy on symptoms of nocturnal gastroesophageal reflux among patients with obstructive sleep apnea [J]. J Clin Sleep Med,2016,12(9):1257-1261.

[9] SU J,FANG Y,MENG Y,et al. Effect of continuous positive airway pressure on chronic cough in patients with obstructive sleep apnea and concomitant gastroesophageal reflux [J]. Nat Sci Sleep,2022,14:13-23.

[10] WANG B,DUAN R,DUAN L. Prevalence of sleep disorder in irritable bowel syndrome:A systematic review with meta-analysis [J]. Saudi J Gastroenterol,2018,24(3):141-150.

[11] KIM S Y,CHOUNG R S,LEE S K,et al. Self-reported sleep impairment in functional dyspepsia and irritable bowel syndrome [J]. J Neurogastroenterol Motil,2018,24(2):280-288.

[12] GROVER M,KOLLA B P,PAMARTHY R,et al. Psychological,physical,and sleep comorbidities and functional impairment in irritable bowel syndrome:Results from a national survey of U.S. adults [J]. PLoS One,

2021,16(1):e0245323.

[13] KEEFER L,STEPANSKI E J,RANJBARAN Z,et al. An initial report of sleep disturbance in inactive inflammatory bowel disease [J]. J Clin Sleep Med,2006,2(4):409-416.

[14] GARCÍA CALVO E,DURÀ GIL M,VELAYOS JIMÉNEZ B,et al. Prevalence and factors associated with poor sleep quality in inflammatory bowel disease outpatients [J]. Rev Esp Enferm Dig,2021,113(7):512-518.

[15] GRAFF L A,VINCENT N,WALKER J R,et al. A population-based study of fatigue and sleep difficulties in inflammatory bowel disease [J]. Inflamm Bowel Dis,2011,17(9):1882-1889.

[16] GRAFF L A,CLARA I,WALKER J R,et al. Changes in fatigue over 2 years are associated with activity of inflammatory bowel disease and psychological factors [J]. Clin Gastroenterol Hepatol,2013,11(9):1140-1146.

[17] RANJBARAN Z,KEEFER L,FARHADI A,et al. Impact of sleep disturbances in inflammatory bowel disease [J]. J Gastroenterol Hepatol,2007,22(11):1748-1753.

[18] THOMPSON C L,LARKIN E K,PATEL S,et al. Short duration of sleep increases risk of colorectal adenoma [J]. Cancer,2011,117(4):841-847.

[19] HECKMAN C J,KLOSS J D,FESKANICH D,et al. Associations among rotating night shift work, sleep and

skin cancer in Nurses' Health Study Ⅱ participants [J].
Occup Environ Med,2017,74(3):169-175.

[20] MARTINEZ C A,KERR B,JIN C,et al. Obstructive sleep
apnea activates HIF-1 in a hypoxia dose-dependent
manner in HCT116 colorectal carcinoma cells [J]. Int J
Mol Sci,2019,20(2):445.

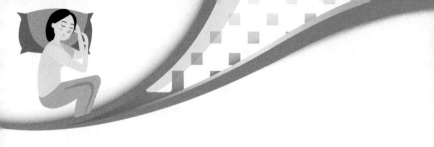

第九章　睡眠呼吸障碍与肿瘤

266. OSAHS 是肿瘤发生和进展的危险因素吗？

　　恶性肿瘤是人类患病死亡的主要原因,据 WHO 报道,中国新增癌症病例占全球新增癌症病例的 23% 以上,死亡人数约占全球的 30%。国家卫生健康委员会公布的资料也显示,癌症的发病率已超过了心血管疾病,上升到第一位,并且发病年龄日趋年轻化。继 2013 年国际睡眠医学领域重大进展报告首次报道了 OSAHS 与肿瘤的关系后,OSAHS 与肿瘤的关联逐渐成为热门话题。

　　近几年陆续问世的人群流行病调查研究结果均表明,OSAHS 患者肿瘤的发生率和以肿瘤为病因的死亡率均增加。2007 年 Abrams 提出 OSAHS 引起的慢性间歇性低氧模式可能与肿瘤的发生有关,因为慢性间歇性低氧类似于组织的缺血再灌注,反复的组织缺氧和复氧的过程会导致大量氧自由基产生,使组织内的毛细血管发生不同程度的氧化应激反应,这种氧化应激反应是肿瘤发生的根源。之后的动物实验也相继证实,OSAHS 引起的慢性间歇性低氧还可以促进肿瘤的生长和转移。除此之外,OSAHS 好发于肥胖人群,也可引起睡眠结构异常,后两者均可促进肿瘤发生。因此,OSAHS 是肿瘤发生和进展的危险因素。

267. 睡眠呼吸障碍如何影响肿瘤的患病率?

丹麦、西班牙、中国等多个国家分别以一般人群及睡眠呼吸障碍人群为研究对象,针对睡眠呼吸暂停及肿瘤发病率进行了大样本的流行病学调查。结果显示,有睡眠呼吸障碍疾病的人群罹患肿瘤的风险增加,且其肿瘤发病率的增加与OSAHS 睡眠时低氧的程度及持续时间有关。

2013 年,西班牙睡眠网络(Spanish sleep network)首次报道了 OSAHS 与肿瘤发病率的关系。该研究对2003—2007 年就诊于多个睡眠诊所的 4 910 例患者,进行了历时 4.5 年的跟踪随访调查。在研究起始阶段,所有调查对象均无癌症病史。随访结果表明,以睡眠过程中血氧饱和度低于 90% 的时间占总睡眠时间的百分比(T_{90})来分层,$T_{90} \geq 12\%$ 者患癌症的可能性比 $T_{90} < 12\%$ 者高出 68%,且T_{90} 与肿瘤发病率呈正相关,T_{90} 每增加 10%,肿瘤发病概率

增加 1.58 倍,提示处于缺氧状态下的时间越长,癌症的患病风险也相应增加,且这种相关性在男性、年龄<65 岁以及未接受过 CPAP 治疗的 OSAHS 患者中更为显著。2013 年在 *Sleep* 杂志上发表的丹麦哥本哈根的一项前瞻性研究显示,伴有 OSAHS 日间临床症状且年龄<50 岁的患者有较高的肿瘤发病率(4.09 倍),日间嗜睡患者病毒免疫相关肿瘤发生率是对照组的 2.73 倍,酒精相关肿瘤是对照组的 4.92 倍,严重睡眠呼吸暂停患者伴有吸烟相关肿瘤的风险较高。2013 年美国哈佛医学院的一项历时 22 年的观察性研究也发现,睡眠呼吸障碍患者的结肠癌发病率增加。有人将以上大型队列研究进行 meta 分析,结果显示有睡眠呼吸障碍的人群患肿瘤的风险较无睡眠呼吸障碍人群增高近 50%。

以上几项大型队列研究不仅提供了 OSAHS 与肿瘤发病率之间相关性的证据,而且发现这一相关性存在性别、年龄等差异,未接受有效治疗的 65 岁以下男性 OSAHS 患者较多,50 岁以下更为突出,说明未治疗 OSAHS 的中青年男性患者是肿瘤的高发人群。除性别和年龄以外,吸烟、饮酒、病毒感染和免疫低下都是 OSAHS 患者易发肿瘤的高危发病因素。

268. OSAHS 对肿瘤病死率的影响是否与 OSAHS 严重程度相关?

OSAHS 所导致的慢性间歇性低氧会加速肿瘤恶化。动物研究证实,将长有肿瘤的小鼠置于模拟夜间睡眠呼吸暂停和低通气的低氧环境中,肿瘤生长、侵袭及转移速度明显增快。现有的人群流行病调查研究证实,患有睡眠呼吸障碍的人群死于肿瘤的风险也明显增高,肿瘤类型以呼吸道和消化系统来源为主,且中青年男性 OSAHS 患者是因肿瘤病死的高危人群,这可能与反复低氧诱发新血管增生,加速肿瘤的生长、侵袭及转移有关。

　　美国威斯康星大学(University of Wisconsin)医学与公共卫生学院研究小组对 1 500 余人的健康情况进行历时 22 年的追踪随访,每四年一次的睡眠监测提示中重度 OSAHS 的患病率为 4.6%,轻度 OSAHS 的患病率为 24%,22 年内出现 125 例肿瘤,112 例死亡,其中 50 例是因肿瘤而导致的死亡。进一步的分析发现,去除年龄、性别、吸烟史、糖尿病、BMI、腰围和持续睡眠时间等影响因素后,肿瘤死亡率依然与夜间低氧程度相关:与无 OSAHS 者相比,重度低氧者($T_{90} \geqslant 11.2\%$)死于肿瘤的风险为 8.6 倍,中度低氧者($T_{90} \geqslant 3.6\%$)为 2.9 倍,轻度者($T_{90} \geqslant 0.8\%$)为 1.6 倍。若以 AHI 来评估,与对照组相比,轻度 OSAHS 患者的肿瘤死亡概率为 1.1 倍,中度 OSAHS 患者肿瘤死亡概率为 2 倍,重度 OSAHS 患者肿瘤死亡概率高达 7.27%,是无 OSAHS 的肿瘤患者的 4.8 倍。

　　之后 2014 年美国波士顿的一项基于社区的多中心队列研究再次验证了 OSAHS 与肿瘤发病率和病死率有关,

OSAHS 合并肿瘤的病死率和心血管疾病导致的病死率相近。同年，*Sleep Medicine* 报道了西班牙的另一项队列研究对 5 724 例患者进行了 4.5 年的随访，发现新发肿瘤 527 例（9.7%），其中 OSAHS 伴发肿瘤的 90 例死亡患者中，男 66 例、女 24 例，呼吸道肿瘤 24 例、消化道肿瘤 20 例、泌尿系统肿瘤 6 例、乳腺肿瘤 6 例、前列腺肿瘤 6 例、肝胆管肿瘤 5 例、脑肿瘤 4 例、胰腺癌 3 例、生殖系肿瘤 3 例、甲状腺癌 3 例、皮肤黑色素瘤 2 例、血液肿瘤 1 例，其他 7 例。统计学分析结果显示 OSAHS 严重程度（AHI）和夜间缺氧程度（T_{90}）与肿瘤病死率增加有关，在 65 岁以下的男性呈现显著的相关性。

269. 睡眠呼吸障碍与哪些特定肿瘤密切相关？

（1）黑色素瘤：黑色素瘤是一种黑色素细胞源性的恶性肿瘤。虽然其发病率仅为皮肤肿瘤的 5%，但其致死率占据因皮肤肿瘤而死亡总数的 75%，且目前尚无有效的治疗方案应对扩散的黑色素瘤。近期的一项研究发现黑色素瘤的进展与其睡眠呼吸障碍的严重程度及其夜间血氧饱和度的情况有关，氧减指数与黑色素瘤的生长速度、侵袭性及预后不良呈显著正相关。因此，睡眠呼吸障碍可能是皮肤恶性黑色素瘤病程进展的独立风险因素。

（2）乳腺癌：一些研究结果表明较短的睡眠时间与较高的乳腺癌发病风险相关，中国台湾一项为期 5 年的纵向研究发现,新诊断的 OSAHS 患者的乳腺癌患病风险是对照组(无睡眠呼吸障碍人群)的 2.1 倍。

（3）原发性中枢神经系统肿瘤:中枢神经系统作为一个高氧耗的器官,极易遭受缺氧损伤。体外实验表明,肿瘤组织缺氧在胶质瘤的形成过程中发挥重要作用,其可通过诱导细胞发生亚型转变并出现克隆选择,致使低氧反应性分子过度表达,进而促使低度恶性的星形胶质细胞瘤进展为多形性胶质母细胞瘤。中国台湾一项历时 12 年的大样本随访研究,随访了新诊断的 23 055 例 OSAHS 患者,以确诊两年后为起点,连续跟踪 10 年,相较对年龄、性别相匹配的无 OSAHS 人群,OSAHS 患者中原发性中枢神经系统肿瘤的发病率显著升高,其中又以 OSAHS 患者中有失眠症状和未针对 OSAHS 进行治疗的人群更为明显。

（4）结肠腺瘤(癌):2011 年在美国进行的结肠镜筛查人群的病例对照研究发现,睡眠时间较短与结肠腺瘤的发病率的增高呈显著的相关性,相比超过 7 小时睡眠的受检者,睡眠时长少于 6 小时的个体患结肠腺瘤的风险增高 50%,提示短时间睡眠可能是早期结肠腺瘤(癌)发病的独立风险因素。另一项大型研究则发现,睡眠超过 9 小时且伴有打鼾或超重($BMI \geq 25 \ kg/m^2$)人群的结肠癌发病率显著增加,推测与存在睡眠呼吸障碍有关。

（5）甲状腺癌:对 140 000 名绝经后期女性进行 11 年的跟踪随访,发现失眠与甲状腺癌的发病存在显著的关联性。

270. 睡眠呼吸障碍的哪些特征性致病因素可以对肿瘤的病程造成影响?

睡眠呼吸障碍如 OSAHS 的主要病理生理学变化包括慢性间歇性低氧、氧化应激、睡眠结构紊乱、睡眠片段化,由于常见于肥胖人群,多伴有代谢异常。这些因素均可通过以下机制促进肿瘤的发生和发展(图 270-1):

(1)慢性间歇性低氧:2007 年 Abrams 最早验证了肿瘤与睡眠呼吸暂停和低氧的关联,提出 OSAHS 的低氧模式与肿瘤有关。近几年的动物实验也相继表明,OSAHS 引起的慢性间歇性低氧可以通过以下机制促进肿瘤的生长和转移。

第一,夜内慢性间歇性低氧可以促进促癌因子(如 HIF)和血管内皮生长因子的表达,刺激组织内血管新生;第二,慢性间歇性低氧在其复氧过程中产生大量活性氧自由基,可促进与肿瘤相关的氧化应激反应,并活化激活蛋白 -1 及 NF-κB 信号传导通路,从而改变与细胞生长相关调节通路的转录基因;第三,慢性间歇性低氧破坏宿主免疫监视功能并引起自主神经系统的紊乱;第四,亦有相关报道显示肿瘤细胞缺氧及与其相关的分子介质(如 HIF-1)会降低患者对肿瘤放疗的敏感性。

(2)睡眠片段化:在动物研究中,Hakim 等人发现睡眠片段化可通过聚集肿瘤相关巨噬细胞、增加 Toll 样受体 4 表达、改变肿瘤微环境等途径加速肿瘤生长和进展。人群研究亦表明,长期从事夜班或轮班工作的人群的实体瘤发病率较正常人增高,这可能与其褪黑激素的分泌减少有关。Haus 和 Smolensky 指出,睡眠生理节奏的稳定性和稳态性被打乱,会引起若干生理节奏基因的表观遗传修饰,后者可进一步改变肿瘤相关的易感基因的转录调控及表达,并破坏协调细胞分裂和 DNA 修复的基因调控网络。

(3)肥胖:据估算,20% 的肿瘤与饮食、BMI 的增加和机体的脂肪分布有关。世界肿瘤研究基金会已明确与肥胖有关的肿瘤包括子宫内膜癌、食管腺癌、结肠癌、乳腺癌、前列腺癌、肾癌、白血病、淋巴瘤、多发骨髓瘤、黑色素瘤和甲状腺肿瘤等。研究显示,肥胖可通过刺激组织内血管新生,增加肿瘤生长所需的血液供应,以促进肿瘤的增殖和进展,而减肥和胃减容手术可以有效减低肿瘤的发病率并改善患者生命质量及预后。

目前研究显示,肥胖患者肿瘤的发生和进展与胰岛素、胰岛素样生长因子、性激素、生长激素、瘦素以及脂肪因子的参与有关,其中因肥胖而导致的瘦素和胰岛素生长因子分泌的增加可促进肿瘤细胞的产生和生存。2012 年 Almendros 等人的研究结果显示,肥胖和间歇性低氧均可增加肿瘤生长(但二者无协同作用),无论肥胖还是间歇性低氧,血管内皮生长因子均可作为重要的肿瘤生长递质,刺激组织内血管新生,增加肿瘤生长所需的血液供应,使肿瘤进一步增殖和进展。

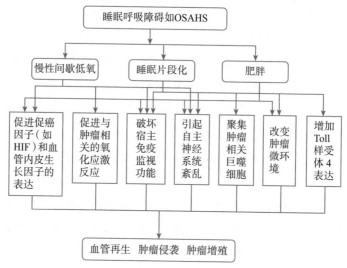

图 270-1　睡眠呼吸障碍促进肿瘤发生和发展的机制

 271. 针对 OSAHS 的有效治疗可否影响肿瘤的发生、发展？

迄今为止，未出现相关临床研究报道 OSAHS 的有效治疗对肿瘤患者预后的影响，因此其具体获益尚无从考证。但有研究结果显示，针对 OSAHS 的 CPAP 治疗可缓解夜间慢性间歇性低氧和改善睡眠质量，引起外周血白细胞的转录组谱及基因表达谱的变化，下调多种肿瘤相关基因的表达，包括原癌基因、早发乳腺癌-1、滤过性病毒致癌基因、连环蛋白-B1及周期素依赖性激酶 1 等，提示针对 OSAHS 的有效治疗或许可以通过调节肿瘤生成途径中的相关基因转录来改变肿瘤的发生，但是否可扭转 OSAHS 患者增高的肿瘤风险及不良预后，仍有待进一步探究。与此同时，动物实验也证实了给予荷瘤小鼠吸入高浓度氧，可以促使原发肿瘤及自发性转移灶缩减或消退并延长小鼠的存活时间。除此之外，与低氧相关的研究发现促癌因子 -HIF 抑制剂有可能成为治疗 OSAHS 相关肿瘤的重要药物，其动物实验的疗效研究已有相关报道。

 272. **从临床角度出发，睡眠呼吸障碍患者的肿瘤预防治疗策略如何？**

从理论上讲，合理有效地治疗 OSAHS 对预防和治疗肿瘤是有益的，因为其可以解除夜间慢性间歇性低氧，缓解氧化应激反应，改善睡眠结构，进而降低这部分人群肿瘤的患病率，提高肿瘤对放、化疗的敏感性，延缓肿瘤生长和转移，进而延长患者的有效生命。因此，日常医疗工作中，临床医生应在肿瘤患者中仔细筛查 OSAHS，一经确诊，应尽早进行规范治疗，还应实施长期随访和定期评估相结合的策略。

 273. **肿瘤患者可否出现睡眠呼吸障碍？**

头面颈部的肿瘤（如鼻腔、鼻旁窦肿瘤，鼻咽部肿瘤，颅底肿瘤，咽旁间隙的肿瘤，下咽后壁或侧壁的肿瘤，口底的肿瘤，颈部巨大肿瘤等）占位压迫所导致的上气道任何部位的狭窄，都可以引起睡眠呼吸暂停。1980 年 Zorick 报道了首例肿瘤相关性 OSAHS，该患者患有头颈部受累的淋巴细胞性淋巴瘤，并被确诊为重度 OSAHS，其睡眠呼吸障碍的症状在对淋巴瘤进行治疗后得到显著改善。其他研究也相继证实，头颈部肿瘤患者无论在治疗前还是治疗后，都是 OSAHS 的高发病人群。与无 OSAHS 的患者相比，伴有 OSAHS 的肿瘤患者更易出现术后并发症，需要更长时间的 ICU 监护并存在对机械通气的额外需求。此外，中枢性睡眠呼吸暂停（CSA）可发生于中枢神经系统肿瘤患者。脑干或颈椎水平的肿瘤及其相关的治疗损伤（如放疗、手术等）可引起睡眠时呼吸变慢变浅甚至暂停，而觉醒时呼吸尚有节律。

274. 儿童肿瘤与睡眠呼吸障碍的关系如何？

一项基于 70 例儿童肿瘤人群的队列研究发现，肿瘤患儿中睡眠呼吸障碍的发病率为 40%（其中 42% 为中枢神经系统肿瘤，36% 为白血病），6 例为 CSA，20 例为 OSAHS。儿童最常见的实体肿瘤是脑瘤，是导致儿童睡眠呼吸障碍的罪魁祸首。

（1）OSAHS：脑瘤患儿中可导致 OSAHS 的机制有以下几方面。

1）睡眠中出现的状态依赖性咽部肌肉张力改变，或减低

（低张力）或增高（高张力）。

2）髓质损伤导致咽部扩张肌群与膈肌收缩时的协同作用缺失。

3）外周神经损伤，包括迷走神经、舌咽神经、舌下神经。

4）其他因素：如肥胖、甲状腺功能减退及药物不良反应等。

大多数 OSAHS 患儿，入睡时睡眠呼吸紊乱症状即可出现，但部分患儿只有在服用镇静类药物熟睡后 OSAHS 症状才出现或加重。对于肿瘤患儿来说，苯二氮䓬类或水合氯醛类镇静药物的应用可影响咽部扩张肌的预激活作用（即提早于膈肌的激活），进而导致上气道阻塞，并且提高患儿的觉醒阈值，使其中枢对阻塞性呼吸暂停事件的反应延迟，从而进一步加重上气道阻塞。

（2）CSAS：中枢神经系统的损伤可导致 CSAS 或中枢介导的 OSAHS，包括来源于颅脑肿瘤本身的损伤（如低位脑干肿瘤可导致呼吸中枢驱动力降低）或颅脑放射性治疗及手术治疗所产生的医源性损伤。CSAS 的出现往往是由于脑瘤患儿位于延髓的呼吸控制中枢受到损伤，或者作为脑瘤的一种不典型的癫痫表现，而 OSAHS 多是由于控制咽部扩张肌群或声带的脑神经受损所致。针对肿瘤患儿中枢神经源性的 CSAS 或 OSAHS，治疗包括多种形式的机械通气，如CPAP 或 BiPAP。

（李文扬　康　健）

参考文献

[1] STEWART B W, WILD C P. World cancer report 2020 [M]. Lyon: International Agency for Research on Cancer, 2020.

[2] OWENS R L, GOLD K A, GOZAL D, et al. Sleep and breathing and cancer? UCSD sleep and cancer symposium group [J]. Cancer Prev Res (Phila), 2016, 9 (11): 821-827.

[3] HUANG H Y, LIN S W, CHUANG L P, et al. Severe OSAHS associated with higher risk of mortality in stage III and IV lung cancer [J]. J Clin Sleep Med, 2020, 16 (7): 1091-1098.

[4] KENDZERSKA T, POVITZ M, LEUNG R S, et al. Obstructive sleep apnea and incident cancer: A large retrospective multicenter clinical cohort study [J]. Cancer Epidemiol Biomarkers Prev, 2021, 30 (2): 295-304.

[5] CAMPOS-RODRIGUEZ F, MARTINEZ-GARCIA M A, MARTINEZ M, et al. Association between obstructive sleep apnea and cancer incidence in a large multicenter Spanish cohort [J]. Am J Respir Crit Med, 2013, 187 (1): 99-105.

[6] CHRISTENSEN A S, CLARK A, SALO P, et al. Symptoms of sleep-disordered breathing and risk of a cancer: A prospective cohort study [J]. Sleep, 2013, 36(10):1429-1435.

[7] ALMENDROS I, WANG Y, BECKER L, et al. Intermittent hypoxia-induced changes in tumor-associated macrophages and tumor malignancy in a mouse model of sleep apnea [J]. Am J Respir Care Med, 2014, 189(5):593-601.

[8] NIETO F J, PEPPARD P E, YOUNG T, et al. Sleep disordered breathing and cancer mortality: Results from the Wisconsin Sleep Cohort Study [J]. Am J Respir Crit Care Med, 2012, 186(2):190-194.

[9] MARSHALL N S. Sleep apnea and 20-year follow-up for all-cause mortality, stroke, and cancer incidence and mortality in the Busselton health study cohort [J]. J Clin Sleep Med, 2014, 10(4):355-362.

[10] MARTINEZ-GARCIA M A, CAMPOS-RODRIGUEZ F, DURAN-CANTOLLA J, et al. Obstructive sleep apnea is associated with cancer mortality in younger patients [J]. Sleep Med, 2014, 15(7):742-748.

[11] MARTINEZ-GARCIA M A, MARTORELL-CALATAYUD A, NAGORE E, et al. Association between sleep disordered-breathing and aggressiveness of malignant cutaneous melanoma [J]. Eur Respir J, 2014, 43(6):

1661-1668.

[12] CHANG W P,LIU M E,CHANG W C,et al. Sleep apnea and the subsequent risk of breast cancer in women: A nationwide population-based cohort study [J]. Sleep Med,2014,15(9):1016-1620.

[13] THOMPSON C L,LARKIN E K,PATEL S,et al. Short duration of sleep increases risk of colorectal adenoma [J]. Cancer,2011,117(4):841-847.

[14] LUO J,SANDS M,WACTAWSKI-WENDE J,et al. Sleep disturbance and incidence of thyroid cancer in postmenopausal women the Women's Health Initiative [J]. Am J Epidemiol,2013,177(1):42-49.

[15] HUNYOR I,COOK K M. Models of intermittent hypoxia and obstructive sleep apnea: Molecular pathways and their contribution to cancer [J]. Am J Physiol Regul Integr Comp Physiol,2018,315(4):R669-R687.

[16] HAKIM F,WANG Y,ZHANG S X,et al. Fragmented sleep accelerates tumor growth and progression through recruitment of tumor-associated macrophages and TLR4 signaling [J]. Cancer Res,2014,74(5):1329-1337.

[17] PARENT M E,EL-ZEIN M,ROUSSEAU M C,et al. Night work and the risk of cancer among men [J]. Am J Epidemiol,2012,176(9):751-759.

[18] DAUCHY R T,XIANG S,MAO L,et al. Circadian and melatonin disruption by exposure to light at night drives

intrinsic resistance to tamoxifen therapy in breast cancer [J]. Cancer Res,2014,74(15):4099-4110.

[19] DE PERGOLA G,SILVESTRIS F. Obesity as a major risk factor for cancer [J]. J Obes,2013,2013:291546.

[20] RAGHAVENDRA R S,KINI D. Benign,premalignant,and malignant lesions encountered in bariatric surgery [J]. JSLS,2012,16(3):360-372.

[21] HURSTING S D,HURSTING M J. Growth signals, inflammation,and vascular perturbations. Mechanistic links between obesity,metabolic syndrome and cancer [J]. Arterioscler Thromb Vasc Biol,2012,32(8):1766-1770.

[22] HATFIELD S M,KJAERGAARD J,LUKASHEV D,et al. Immunological mechanisms of the antitumor effects of supplemental oxygenation [J]. Sci Transl Med,2015,7 (277):277ra30.

[23] BAKER L C,BOULT J K,WALKER-SAMUE L S,et al. The HIF-pathway inhibitor NSC-134754 induces metabolic changes and anti-tumour activity while maintaining vascular function [J]. Br J Cancer,2012,106 (10):1638-1647.

[24] MARTÍNEZ-GARCÍA M A, CAMPOS-RODRIGUEZ F, FARRÉ F. Sleep apnoea and cancer: Current insights and future perspectives [J]. Eur Respir J, 2012,40(6): 1315-1317.

[25] HUPPERTZ T,HORSTMANN V,SCHARNOW C,et al. OSAHS in patients with head and neck cancer is associated with cancer size and oncologic outcome [J]. Eur Arch Otorhinolaryngol,2021,278(7):2485-2491.

[26] KALEYIAS J,MANLEY P,KOTHARE S V. Sleep disorders in children with cancer [J]. Semin Pediatr Neurol,2012,19(1):25-34.

[27] ROSEN G,SHORE A. Sleep and wakefulness in children with brain tumors,in Kothare SV,Kotagal S(eds): Sleep in childhood neurological disorders [M]. New York: Demos Publishers,2011.

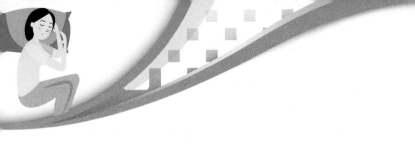

第十章 睡眠呼吸障碍的治疗

275. OSAHS 有哪些治疗方法?

OSAHS 是一种异质性疾病,存在不同的亚型,根据各亚型采取个体化的精准治疗是必然趋势。目前治疗方法包括生活方式干预、无创正压通气治疗、口腔矫治器、外科手术、药物治疗等,还有上气道肌群训练、神经肌肉电刺激等新型治疗手段。治疗的目标是缓解患者日间嗜睡、睡眠打鼾等症状,使 AHI 和血氧饱和度恢复正常,提高睡眠质量及生活质量。

276. OSAHS 的行为矫正有哪些方式?

酒精和一些镇静催眠药物(如苯二氮䓬类、巴比妥类、镇静性抗抑郁药、其他抗癫痫药)通过抑制中枢神经系统可能会加重 OSAHS,因此应教育患者戒酒、避免应用抑制呼吸中枢的镇静催眠药物。一些患者在仰卧位睡眠时会出现 OSAHS 或者 OSAHS 加重,通过改变睡姿(如侧卧位)会降低 AHI。一项比较体位治疗与 CPAP 治疗体位相关性 OSAHS 的研究发现,治疗后平均 AHI 分别下降至(7.29±6.8)次/h、(3.71±5.1)次/h,平均每晚治疗时长分别为(345.3±111.22)分钟、(286.98±128.9)分钟,患者对于体位治疗的依从性明显高于 CPAP 治疗。对于肥胖患者应鼓励其减重和运动。如果经过上述方法没有达到治疗目标,则需要结合其他的治疗手段。

277. 无创正压通气治疗的方法有哪些?

成人 OSAHS 患者首选的治疗方法是无创正压通气治疗,包括以下几种类型。① CPAP:在患者使用期间给予一个固定的压力水平;②自动调定气道正压通气(auto-titrating positive airway pressure,APAP):在设定的时间段内检测呼吸事件以维持气道通畅,根据需要增减压力,如无异常则降低压力;③ BiPAP:在患者吸气和呼气时提供两个不同水平的压力,吸气压高于呼气压;④适应性伺服通气(ASV):通过伺服控制器自动调节吸气压和呼气压,以维持稳定的每分钟通气量;⑤容量保障压力支持通气(average volume assured pressure support,AVAPS):弥补双水平压力控制模式下潮气量的不稳定,通过设置目标潮气量调节吸气压和呼气压。另外,无创通气现在有一些新的技术,如智能压力释放技术

（包括 Flex 压力释放技术和呼气末压力释放技术）、智能容量保证压力支持技术（intelligent volume assured pressure support,iVAPS）等，后者可以通过设置目标肺泡通气量调节吸气压和呼气压，这些新技术能够更精准地满足患者呼吸需求，提高使用舒适性。其中，CPAP 最常用。

 无创正压通气治疗睡眠呼吸障碍的作用原理是什么？

无创正压呼吸机通过给予咽腔和气道一定水平的正压支持，达到防止气道塌陷、扩张上呼吸道、开放气道的目的，还能提高肺通气容积。长期应用无创正压呼吸机可提高睡眠呼吸障碍患者呼吸中枢化学感受器对低氧和高二氧化碳的敏感性，调节呼吸功能，改善日间嗜睡症状，对 OSAHS 导致的高血压、心脑血管病等并发症也有改善作用。

 无创正压通气治疗睡眠呼吸障碍的适应证是什么？

对于没有绝对禁忌证的睡眠呼吸障碍患者，都可以根据患者的试用情况采用无创正压通气治疗。主要包括：①患者 AHI>15 次 /h;②患者 AHI 在 5 次 /h 到 15 次 /h 之间，但症状（如白日嗜睡、认知障碍）等明显，合并或并发心脑血管疾病、糖尿病等;③经其他治疗后仍存在的 OSAHS;④OSAHS 合并慢阻肺;⑤OSAHS 的围手术期治疗。

280. 无创正压通气治疗的禁忌证有哪些?

(1)绝对禁忌证:需要立即心肺复苏、气管插管的情况,如重度呼吸窘迫、呼吸骤停、心搏骤停等。

(2)相对禁忌证:①意识障碍;②无法自主清除气道分泌物;③脑脊液漏、颅脑外伤或颅内积气;④血流动力学不稳定;⑤急性中耳炎、鼻炎、鼻窦炎感染未控制时;⑥气胸、肺大疱、纵隔气肿等;⑦无法佩戴面罩的情况如面部创伤、手术或畸形;⑧患者不配合;⑨青光眼。

281. 如何评价无创正压通气的疗效?

主要从以下三方面进行评价:①睡眠中鼾声、憋气是否消退,SaO_2 是否改善或恢复正常;②白日嗜睡是否改善或消失,其他伴随症状如抑郁症有无显著好转或消失;③相关并发症如高血压、冠心病、心律失常、糖尿病和脑卒中等是否得到改善。

282. 什么是压力滴定?

压力滴定是指在睡眠期间通过不断调节正压通气的压力水平,找到一个最适合的能消除呼吸事件、并尽量减少正压通气所致相关副作用的最佳治疗压力。影响最佳治疗压力的因素包括 REM 期的数量、软腭的长度、呼吸努力的程度、OSAHS 的严重程度、肥胖等。

283. 压力滴定分哪几类？

压力滴定分为人工压力滴定和自动压力滴定。①人工压力滴定：是指医技人员在患者睡眠时根据 PSG 显示的呼吸暂停、低通气或者鼾声调整正压通气的压力，直至阻塞性呼吸事件消除。人工压力滴定又分为整夜和分夜压力滴定。整夜压力滴定是指患者整晚同时佩戴 PSG 和无创正压通气呼吸机，而分夜压力滴定是指上半夜患者佩戴 PSG，如 AHI＞40 次 /h 并且持续至少 2 小时，下半夜患者佩戴呼吸机和 PSG，进行人工压力滴定。②自动压力滴定：是指呼吸机通过自动探查气流量、气道阻力和鼾声，自动调节压力。

与自动压力滴定相比，人工压力滴定更加耗费精力、成本和时间。压力滴定的目标是设置最佳压力，因此使用自动调节压力呼吸机的患者同样建议进行压力滴定，避免过高的压力引起患者不适、觉醒，或者过低的压力导致不能解决呼吸暂停和低通气事件。

284. 人工压力滴定的流程是什么？

当选择单水平气道正压通气时，建议最低起始压力为

221

4cmH$_2$O(1cmH$_2$O=0.098kPa),<12 岁的患者最高压力为 15cmH$_2$O,≥12 岁的患者最高压力为 20cmH$_2$O。需间隔至少 5 分钟调整一次压力,每次增加至少 1cmH$_2$O,直至阻塞性呼吸事件如呼吸暂停、低通气、呼吸努力相关性微觉醒(respiratory effort related arousals,RERAs)或打鼾被消除或达到推荐的最大 CPAP 压力。对于<12 岁的患者而言,阻塞性呼吸事件是指观察到至少 1 次阻塞性呼吸暂停或 1 次低通气或 3 个 RERAs 或至少 1 分钟的响亮或明确的鼾声。对于≥12 岁的患者而言,阻塞性呼吸事件是指观察到至少 2 次阻塞性呼吸暂停或 3 次低通气或 5 个 RERAs 或至少 3 分钟的响亮或明确的鼾声。

如果患者醒来,自觉压力过大,需在患者可接受的舒适度下以较低压力重新启动,再次进行调整。当患者对于 CPAP 的高压力感到不舒服或不能耐受,或在 15cmH$_2$O 的压力下仍有持续的阻塞性呼吸事件,可考虑切换到 BiPAP,进行 BiPAP 滴定。对于儿童和成年患者,推荐的吸气压力(inspiratory positive airway pressure,IPAP)和呼气压力(expiratory positive airway pressure,EPAP)最低起始压力分别为 8cmH$_2$O 和 4cmH$_2$O,最大 IPAP 则分别为 20cmH$_2$O 和 30cmH$_2$O,推荐的 IPAP-EPAP 压力差最低为 4cmH$_2$O,最高为 10cmH$_2$O。当出现呼吸暂停时同时上调 IPAP 和 EPAP,出现低通气、RERAs、鼾声时上调 IPAP,具体规则同 CPAP 滴定。

影响无创通气治疗的因素有哪些?

无创通气治疗是治疗 OSAHS 的高效方法,但患者的接受度差和治疗依从性不足是治疗失败的主要原因。影响 CPAP 依从性的因素有以下几方面:

(1)患者和疾病的特点:主观嗜睡情况、AHI、最低血氧饱和度、血氧饱和度低于 90% 的时间对依从性均有影响,但有研究发现如果混杂其他因素时,那么这几个因素与依从性的关系会减弱。上气道结构的通畅性差、鼻腔体积小、鼻腔阻力大也会导致患者的依从性降低。

(2)滴定程序:有 meta 分析发现自动压力滴定和 CPAP 滴定对于依从性没有显著差异,但年轻人对自动压力滴定的依从性更好一些。另外,对 CPAP 不耐受、需要较高压力的患者对自动压力滴定的依从性可能会高。

(3)呼吸机及其副作用:约 2/3 的患者应用 CPAP 会出现副作用,常见的副作用包括鼻塞、口鼻干燥、皮肤痕迹或皮疹、呼吸时不适、面罩泄漏或感觉压力水平过高,这些常见的副作用对 CPAP 的依从性并没有显著的影响。改进的压力释放技术等对难以适应 CPAP 持续压力的患者有所帮助。有研究发现与 CPAP 治疗相比,使用 APAP 治疗的患者每晚会多使用 13 分钟呼吸机,白天症状可能会减轻;两组患者退出呼吸机治疗研究的比例是相近的(APAP:10%;CPAP:11%)。

223

（4）社会和心理因素:社会环境包括周边密切接触人士的支持,配偶的睡眠质量、对患者治疗的支持,患者对疾病的认知、对治疗结果的预期、使用一段时间后症状的改善程度,这些对于依从性都会有影响。有幽闭恐惧症的患者比较抵触面罩,可以考虑使用鼻罩,也有研究发现克服心理恐惧后持续使用面罩后幽闭恐惧症有所改善。

286. 什么是口腔矫治器?

口腔矫治器包括舌牵引器、软腭提升器、下颌前移器(MAD)等,可以通过牵引舌、上抬软腭或者向前下移动下颌等扩张咽部气道,从而增加上气道容积,降低上气道闭合压力,达到避免睡眠中上气道塌陷的目的,其中 MAD 的使用最为广泛。

287. 口腔矫治器的适应证和禁忌证是什么?

美国睡眠医学会(AASM)推荐口腔矫治器用于单纯鼾症和轻中度 OSAHS,特别是有小下颌、下颌后缩者,对于不能耐受 CPAP、不能手术或手术效果不佳者可以试用,也可以作为 CPAP 治疗的补充治疗。一般来说,对于有被动和 / 或解剖结构性上气道塌陷、呼吸控制系统比较稳定(如低环路增益)的患者治疗效果较好。一项持续 5 年的前瞻性研究发现,MAD 对于轻度、中度和重度 OSAHS 患者的 5 年治疗成功率(以 AHI 下降≥50% 的患者百分比计算)分别为 25%、52% 和 63%,而在 3~6 个月和 2 年的治疗成功率则高达79% 和 68%,91.3% 的患者 5 年内每晚 MAD 使用时长≥6 小时,在第 5 年随访时,75.5% 的患者 ESS 评分<10 分,分别有 44.7%、62.9%、74.4% 的患者相应的打鼾、夜尿症和性欲障碍症状消失,96.5% 的患者有意愿继续应用 MAD 治疗。与 CPAP 治疗相比,MAD 治疗在降低 AHI 和氧减指数方面不如 CPAP,但它们在改善白日嗜睡、睡眠效率和生活质量方面效果相当。与 CPAP 相比,MAD 的优点是简单、便携,患者接受度好,使用依从性高,常见的副作用包括颞下颌关节不适、咬合改变、牙齿移动、唾液分泌增多、牙龈刺激及出血、口干等,通过下颌运动可以减少副作用,提高依从性。

口腔矫治器治疗需要与口腔科医生紧密配合,但不能准确筛选患者,而且需要反复测试评估。应用近年来新出现的远程遥控下颌滴定技术联合 PSG 检查,不仅能够筛选出适合口腔矫治器治疗的 OSAHS 患者,还可以为每一位患者设定精准适合的下颌前移距离。

口腔矫治器使用的禁忌证包括以下几方面:①牙齿数量不足(不足以支撑口腔矫治器);②未经治疗的牙周病或牙齿松动;③颞下颌关节功能障碍;④最大突出距离有限(<6mm)。

288. 外科手术有哪些方法?

外科手术主要通过重建软性气道和骨性气道来解除引起上气道阻塞的异常解剖结构,常见的手术方法包括鼻腔手术、扁桃体 / 腺样体切除术、舌成形术、腭垂 / 腭 / 咽成形术以及正畸正颌联合治疗等,选择何种方案治疗需要结合患者自身的情况以及个人意愿。对于儿童 OSAHS 患者,常采用腺样体 / 扁桃体切除术。根据治疗方法的不同,成功率在 35%～86%。有研究发现,下颌骨截骨术和 CPAP 治疗对患者 AHI、ESS 评分、治疗满意度方面没有明显统计学差异。

对于肥胖的 OSAHS 患者,减重手术也可以作为一项选择。减重手术主要是通过"胃旁路手术"来关闭大部分胃功能、改变肠道结构,最终达到减重的效果。

289. 外科手术的适应证有哪些?

对于成人 OSAHS 患者,因手术后长期获益的证据不足,需严格选择手术适应证,仅适合于手术确实可以解除上气道阻塞且 AHI<20 次 /h 的患者。

减重手术适用于以下 3 类患者: ① BMI>40kg/m^2; ②BMI 为 28～40kg/m^2 且合并 2 种以上代谢性疾病;③BMI <28kg/m^2 且合并糖尿病。

290. **上气道肌群训练为什么能够治疗 OSAHS?**

人体上气道的开放主要取决于上气道的骨性支撑和上气道扩张肌的收缩,有研究表明,OSAHS 之所以仅发生于睡眠时,觉醒时不发生,可能与上气道扩张肌睡眠时功能下降、觉醒时有神经肌肉代偿有关。吹奏长管乐器如巴松的人群多肥胖,但很少发生 OSAHS,可能与吹奏训练提升了上气道扩张肌收缩能力密切相关。另一项研究证明,同样是肥胖者,伴有 OSAHS 的患者较不伴有 OSAHS 的人群上气道扩张肌肌力明显降低。因此,一些学者开始探讨上气道肌群训练的治疗作用,主要是口咽肌训练,包括口腔、咽部、上气道的肌群的等张力和等长运动,发现确实可以降低 AHI,改善夜间低氧。

291. **上气道肌群训练的适宜人群有哪些?**

上气道肌群训练可以显著降低 AHI,减轻白日嗜睡,降低单纯鼾症患者的鼾声指数,短期内提高患者的睡眠质量。一项系统性综述的分析结果显示,上气道肌群训练可以使成人及儿童 OSAHS 患者的 AHI 分别降低 50% 和 62%。还有一项系统性综述分析显示,与未治疗的成人 OSAHS 患者相比,肌群训练能减轻患者白日嗜睡程度,提高睡眠质量,显著降低 AHI,减轻主观打鼾强度,与 CPAP 治疗相比,两者在改善白日嗜睡方面无明显差异，但 CPAP 组较肌群训练组 AHI 的降低更显著。因此，OSAHS 患者均可进行上气道肌群训练，尤其是不耐受或不接受气道正压通气的患者，在某些情况下也可以考虑上气道肌群训练联合其他方法治疗 OSAHS。

292. 什么是上气道神经肌肉电刺激？

上气道神经肌肉电刺激是通过在睡眠时刺激舌下神经或颏舌肌使舌体向前运动，咽腔扩大，从而减少夜间呼吸暂停及低通气事件。上气道神经肌肉电刺激治疗主要包括经皮 / 口腔颏下电刺激和植入式舌下神经电刺激两种方式。经皮颏下电刺激是通过经皮电刺激装置刺激颏下区域，是一种非侵入性治疗手段，目前尚未获得批准上市，仅应用于小部分试验，疗效尚不肯定。植入式舌下神经刺激治疗是将刺激装置植入皮下，附有感应导联至肋间肌使之吸气并刺激舌下神经，不需要永久性改变上气道组织结构，比传统的上气道手术治疗更安全，美国食品药品管理局（FDA）和英国国家卫生与临床优化研究所（NICE）已经批准其用于治疗中度至重度 OSA 患者。

临床研究证实，植入式舌下神经刺激治疗可以有效改善中重度 OSAHS 患者的 AHI、夜间血氧及白日嗜睡程度。与 CPAP 治疗相比，患者对植入式舌下神经刺激治疗的接受度更高、长期依从性更好。一项关于上气道神经肌肉电刺激研究的 meta 分析结果显示,电刺激治疗可以有效改善中重度 OSAHS 患者的 AHI 和白日嗜睡症状,其中植入式舌下神经刺激治疗(平均 6.9 个月)后 AHI 较治疗前平均下降 24.9 次 /h,氧减指数较前下降 12.4/h,白日嗜睡程度也有所减轻(ESS 下降 5 分);经皮颏下电刺激治疗后 AHI 下降了 16.5 次 /h,氧减指数较前下降 7.9/h,但研究较少,并且研究时间较短(平均 0.2 个月)。一项给予植入式舌下神经刺激治疗 5 年的前瞻性研究发现,治疗后患者的 AHI 由 32 次 /h 下降到 12.4 次 /h,日间嗜睡和生活质量也都有所改善。

293. 哪些人适合上气道神经肌肉电刺激?

适应人群包括:不能耐受或不愿接受 CPAP 治疗者;AHI 为 20~50 次 /h;BMI<32kg/m²;中枢性及混合性睡眠呼吸事件在总事件中占比<25%;麻醉诱导的内镜检查提示无软腭位置向心性塌陷;无舌下神经麻痹、肌肉神经疾病;上气道外科手术失败者。术后常见的并发症包括手术部位的疼痛、感染、舌头磨损、咽部疼痛、一过性的舌肌麻痹等,大多可在术后 6 个月缓解或者消失。

294. 有哪些药物可以治疗 OSAHS?

目前尚无特效药物治疗 OSAHS,因此指南不推荐使用药物治疗,但有少数研究发现一些药物可能会改善 AHI,但效果不确定。主要包括以下几类药物：

（1）改善颏舌肌反应性的药物：如地昔帕明，或联合应用奥昔布宁（5mg）和阿托西汀（80mg）。

（2）提高觉醒阈值的药物：如曲唑酮（trazodone）等。

（3）降低环路增益的药物：如碳酸酐酶抑制剂乙酰唑胺等。

（4）联合应用降低环路增益和提高觉醒阈值的药物：如右佐匹克隆（3mg）联合氧疗（吸氧浓度 40%）。

（5）减重药物：如利拉鲁肽，适用于中重度 OSA 伴肥胖的患者。

（6）减轻颈部水钠潴留和肿胀的药物：如醛固酮拮抗剂螺内酯和依普利酮。

295. 妊娠期女性患有 OSAHS 应当怎么治疗？

随着妊娠的进展，女性的口咽直径变窄、Mallampati 分级增加、血容量水平增加（比非妊娠期时平均增加 40%~45%）、黄体酮水平增加，这些都可能对上气道功能产生不良影响，增加睡眠呼吸障碍的可能性。一项前瞻性研究发现，妊娠早期和中期的 OSAHS 发生率分别为 3.6% 和 8.3%，伴有 OSAHS 的患者合并先兆子痫、妊娠期高血压疾病或妊娠期糖尿病的发病率增加。导致先兆子痫或妊娠期高血压发病率高的原因可能与睡眠呼吸障碍导致的交感神经过度活动有关,交感神经过度活动会加速化学反射和压力反射功能障碍、内皮功能障碍以及血管收缩肽释放的改变,引起外周血管收缩以及高血压。导致妊娠期糖尿病发生率升高的原因可能与OSAHS引起的氧化应激、下丘脑-垂体-肾上腺轴活性异常导致外周葡萄糖摄取和胰岛素敏感性下降有关。目前没有针对妊娠期OSAHS的特异性治疗指南。对于患有OSAHS的妊娠期女性,治疗上推荐选择CPAP治疗。因患者的症状可能会随着妊娠的时长而加重,推荐采用自动调定的无创气道正压通气呼吸机,并进行定期随访,还可以将体位调整至侧卧位或头部抬高位,避免应用降低呼吸系统稳定性的药物。

296. 儿童患有OSAHS应该怎么办?

儿童OSAHS患者多数情况下为肥胖或者腺样体、扁桃体肥大者。对于肥胖儿童,建议控制体重,如果体重控制不佳或者控制体重后仍有OSAHS,推荐无创气道正压通气治疗,如CPAP、BiPAP;对于有腺样体、扁桃体肥大的儿童,一线治疗方案是腺样体、扁桃体切除术,如果不能进行手术治疗或者术后仍有OSAHS,可以酌情选择无创气道正压通气治疗、畸齿矫正、腭垂腭咽成形术(UPPP)、声门上成形术、咽括约肌扩张成形术等方法。有研究发现,儿童对于CPAP和APAP的依从性、耐受性或一致性没有明显差异。

297. CSAS 如何治疗?

针对伴陈 - 施呼吸的中枢性呼吸暂停、不伴陈 - 施呼吸的系统性疾病引发的中枢性呼吸暂停、高海拔周期呼吸致中枢性呼吸暂停、原发性中枢性呼吸暂停、婴儿原发性中枢性呼吸暂停、早产儿原发性中枢性呼吸暂停,推荐 CPAP 治疗,如 CPAP 治疗失败,可以选用 ASV 或者 BiPAP 治疗。对于使用阿片类药物引起的继发性 CSAS,在停用诱发药物的基础上可以选择 CPAP、APAP、ASV 或者 BiPAP 治疗。

298. 复杂性睡眠呼吸暂停应当怎么治疗?

复杂性睡眠呼吸暂停(complex sleep apnea, complex SA)是一组与睡眠有关的异质性呼吸障碍,临床上常指 OSAHS 患者在使用 CPAP 时出现周期性呼吸,多伴有中枢性呼吸暂停事件,目前被统称为治疗后中枢性睡眠呼吸暂停。

有研究发现 3.5%～19.8% 的患者在 CPAP 治疗后出现治疗后中枢性睡眠呼吸暂停,53.8%～85.7% 的继发治疗后中枢性睡眠呼吸暂停的患者会在 CPAP 治疗 4～28 周后自行缓解。因此,当出现治疗后中枢性睡眠呼吸暂停时,可以继续 CPAP 治疗,2～3 个月后再次评估残余治疗后中枢性呼吸暂停,如果 AHI 仍控制不佳,可以给予 ASV 治疗或者 BiPAP 治疗。目前有关治疗 complex SA 的研究比较少,有研究发现 ASV 可使 complex SA 的发生明显减少,并显著降低 AHI。如果无创辅助通气治疗失败或者不能耐受,可以考虑应用乙酰唑胺或茶碱等改善周期性呼吸的药物。对于 MAD、植入式舌下神经刺激、手术等继发的治疗后中枢性睡眠呼吸暂停,可以通过优化治疗方案、调整参数、等待伤口愈合等方式减少 CSAS 的发生。

299. 心力衰竭合并睡眠呼吸障碍如何治疗?

对于心力衰竭合并 OSAHS 的患者,多项研究表明 CPAP 可改善患者的左室射血分数和生活质量,并降低交感神经活性。减重、运动训练、口咽锻炼、体位疗法、避免酒精和镇静剂、外科手术等可以作为心力衰竭合并 OSAHS 患者的辅助治疗方法,但这些方法对于心血管方面的效果目前尚不清楚。有前瞻性观察队列研究发现,利尿剂可以减少液体潴留以及减少口咽周围液体转移,降低超重或者中度肥胖伴高血压患者的 OSAHS 严重程度,尤其是 BMI 为 25~35kg/m^2 的高血压患者。β 受体阻滞剂和 ACEI 类药物可以改善心脏输出,也能减轻 OSAHS 的症状。

心力衰竭本身的治疗有可能会改善 CSAS 的发生率。一项纳入 170 例患者的 meta 分析结果表明,心脏再同步化治疗可降低慢性心力衰竭合并 CSAS 患者的 AHI,但在 OSAHS 患者中未发现明显的 AHI 降低。也有研究发现,双心室或左室辅助装置植入和心脏移植、乙酰唑胺、夜间吸氧等可以改善 CSAS 症状,但研究例数均比较少。对于 CSAS 合并心力衰竭且射血分数>45% 的患者,推荐 CPAP 治疗,如 CPAP 治疗失败,可以选用 ASV 或者带自主呼吸 / 定时模式的 BiPAP 治疗。

300. 肥胖低通气综合征应当怎么治疗?

首先需要减重,改变生活方式,重度肥胖者可选择减重手术、减重药物。其次,对于合并 OSAHS 的肥胖低通气综合征患者,推荐 CPAP 作为一线治疗方式。CPAP 可通过减少上气道阻力进而改善肺泡通气,减轻呼吸肌负荷,增加呼吸中枢活动。对于临床稳定且 $PaCO_2$<55mmHg 的肥胖低通气综合征患者,应首先接受 CPAP 治疗,反之则应用 BiPAP 治疗。对于不合并 OSAHS 的肥胖低通气综合征患者需使用 BiPAP 治疗。当 CPAP 治疗失败或不能耐受时,也可以选择 BiPAP 治疗。

目前尚无明确的证据显示哪种无创通气模式对于肥胖低通气综合征的治疗更有优势,在实践中需要考虑睡眠呼吸障碍是以阻塞性还是以低通气为主、调整治疗的难易程度及成本等。无论选择何种模式,均建议在睡眠时进行压力滴定。在无创正压通气治疗后,需要定期监测清醒时动脉血气分析结果,评估是否仍有肺泡低通气,必要时可以选择 AVAPS 模式进行治疗。

对于一些药物如甲羟孕酮和乙酰唑胺是否能增强肥胖低通气综合征患者的通气尚存在争议,可以考虑应用于不耐受无创通气的肥胖低通气综合征患者,需要密切监测治疗效果。单独氧疗会增加 CO_2 潴留(Haldane 效应或"无效腔"通气),恶化患者的睡眠质量,因此不建议单独氧疗,必要时需要与无创通气联合应用。

301. 什么时候需要吸氧?

常见有两种情况需要吸氧:①当患者清醒状态下仰卧位呼吸室内空气时血氧饱和度低于 88%;②当给予正压通气或其他治疗时,在没有呼吸紊乱事件发生情况下,连续 5 分钟以上血氧饱和度低于 88%。

吸氧流量以 1L/min 的速度起始,观察至少 15 分钟,如无改善则上调 1L/min,维持目标血氧饱和度在 88%~94%。如使用呼吸机,氧气管最好通过 T 管连接到呼吸机,因直接连接面罩会导致气体混合不均匀。

(申 慧 欧 琼)

参考文献

[1] RATNESWARAN D,GUNI A,PENGO M F,et al. Electrical stimulation as a therapeutic approach in obstructive sleep apnea-a meta-analysis [J]. Sleep Breath,2021,25(1):207-218.

[2] BERRY R B,UHLES M L,ABALUCK B K,et al. Night balance sleep position treatment device versus auto-adjusting positive airway pressure for treatment of positional obstructive sleep apnea [J]. J Clin Sleep Med, 2019,15(7):947-956.

[3] KUSHIDA CA,CHEDIAK A,BERRY R B,et al. Clinical guidelines for the manual titration of positive airway pressure in patients with obstructive sleep apnea [J]. J Clin Sleep Med,2008,4(2):157-171.

[4] KENNEDY B,LASSERSON T J,WOZNIAK D R,et al. Pressure modification or humidification for improving usage of continuous positive airway pressure machines in adults with obstructive sleep apnoea [J]. Cochrane Database Syst Rev,2019,12(12):CD003531.

[5] SAWYER A M,GOONERATNE N S,MARCUS C L, et al. A systematic review of CPAP adherence across age groups: clinical and empiric insights for developing

CPAP adherence interventions [J]. Sleep Med Rev, 2011,15(6):343-356.

[6] RAMAR K,DORT L C,KATZ S G,et al. Clinical practice guideline for the treatment of obstructive sleep apnea and snoring with oral appliance therapy: An update for 2015 [J]. J Clin Sleep Med,2015,11(7):773-827.

[7] VECCHIERINI M F,ATTALI V,COLLET J M,et al. Mandibular advancement device use in obstructive sleep apnea: ORCADES study 5-year follow-up data [J]. J Clin Sleep Med,2021,17(8):1695-1705.

[8] RANDERATH W,VERBRAECKEN J,DE RAAFF C A L,et al. European Respiratory Society guideline on non-CPAP therapies for obstructive sleep apnoea [J]. Eur Respir Rev,2021,30(162):210200.

[9] CLARK G T. Mandibular advancement devices and sleep disordered breathing [J]. Sleep Med Rev,1998,2 (3):163-174.

[10] HOLTY J E C,GUILLEMINAULT C. Surgical options for the treatment of obstructive sleep apnea [J]. Med Clin North Am,2010,94(3):479-515.

[11] HUDGEL D W,PATEL S R,AHASIC A M,et al. The role of weight management in the treatment of adult obstructive sleep apnea. An official American Thoracic Society clinical practice guideline [J]. Am J Respir Crit Care Med,2018,198(6):e70-e87.

[12] WARD C P,YORK K M,MCCOY J G. Risk of obstructive sleep apnea lower in double reed wind musicians [J]. J Clin Sleep Med,2012,8(3):251-255.

[13] CAMACHO M,CERTAL V,ABDULLATIF J,et al. Myofunctional therapy to treat obstructive sleep apnea: A systematic review and meta-analysis [J]. Sleep,2015, 38(5):669-675.

[14] RUEDA J R,MUGUETA-AGUINAGA I,VILARÓ J,et al. Myofunctional therapy (oropharyngeal exercises) for obstructive sleep apnoea [J]. Cochrane Database Syst Rev,2020,11(11):CD013449.

[15] EASTWOOD P R, BARNES M, WALSH J H,et al. Treating obstructive sleep apnea with hypoglossal nerve stimulation [J]. Sleep,2011,34(11):1479-1486.

[16] WOODSON B T,STROHL K P,SOOSE R J,et al. Upper airway stimulation for obstructive sleep apnea: 5-year outcomes [J]. Otolaryngol Head Neck Surg,2018,159(1): 194-202.

[17] TARANTO-MONTEMURRO L,MESSINEO L,SANDS S A,et al. The combination of atomoxetine and oxybutynin greatly reduces obstructive sleep apnea severity. A randomized,placebo-controlled,double-blind crossover trial [J]. Am J Respir Crit Care Med,2019,199(10):1267-1276.

[18] SMALES E T,EDWARDS B A,DEYOUNG P N,et al.

Trazodone effects on obstructive sleep apnea and non-REM arousal threshold [J]. Ann Am Thorac Soc,2015,12(5):758-764.

[19] STADELMANN K,LATSHANG T D,NUSSBAUMER-OCHSNER Y,et al. Impact of acetazolamide and CPAP on cortical activity in obstructive sleep apnea patients [J]. PLoS One,2014,9(4):e93931.

[20] EDWARDS B A,SANDS S A,OWENS R L,et al. The combination of supplemental oxygen and a hypnotic markedly improves obstructive sleep apnea in patients with a mild to moderate upper airway collapsibility [J]. Sleep,2016,39(11):1973-1983.

[21] KRASIŃSKA B,MIAZGA A,COFTA S,et al. Effect of eplerenone on the severity of obstructive sleep apnea and arterial stiffness in patients with resistant arterial hypertension [J]. Pol Arch Med Wewn,2016,126(5):330-339.

[22] FACCO F L,PARKER C B,REDDY U M,et al. Association between sleep-disordered breathing and hypertensive disorders of pregnancy and gestational diabetes mellitus [J]. Obstet Gynecol,2017,129(1):31-41.

[23] JOHNS E C,DENISON F C,REYNOLDS R M. Sleep disordered breathing in pregnancy: A review of the pathophysiology of adverse pregnancy outcomes [J]. Acta Physiol Oxf Engl,2020,229(2):e13458.

[24] TOVICHIEN P, KULBUN A, UDOMITTIPONG K. Comparing adherence of continuous and automatic positive airway pressure (CPAP and APAP) in obstructive sleep apnea (OSA) children [J]. Front Pediatr, 2022, 10: 841705.

[25] NIGAM G, RIAZ M, CHANG E T, et al. Natural history of treatment-emergent central sleep apnea on positive airway pressure: A systematic review [J]. Ann Thorac Med, 2018, 13 (2): 86-91.

[26] ZEINEDDINE S, BADR M S. Treatment-emergent central apnea: Physiologic mechanisms informing clinical practice [J]. Chest, 2021, 159 (6): 2449-2457.

[27] BERGER M, SOLELHAC G, HORVATH C, et al. Treatment-emergent central sleep apnea associated with non-positive airway pressure therapies in obstructive sleep apnea patients: A systematic review [J]. Sleep Med Rev, 2021, 58: 101513.

[28] KHAN M T, FRANCO R A. Complex sleep apnea syndrome [J]. Sleep Disord, 2014: 798487.

[29] WANG Y, SCHÖBEL C, PENZEL T. Management of obstructive sleep apnea in patients with heart failure [J]. Front Med, 2022, 9: 803388.

[30] REVOL B, JULLIAN-DESAYES I, BAILLY S, et al. Who may benefit from diuretics in OSA? A propensity score-match observational study [J]. Chest, 2020, 158 (1): 359-

364.

[31] LAMBA J,SIMPSON C S,REDFEARN D P,et al. Cardiac resynchronization therapy for the treatment of sleep apnoea：A meta-analysis [J]. Europace,2011,13 (8)：1174-1179.

[32] COWIE M R,WOEHRLE H,WEGSCHEIDER K,et al. Adaptive servo-ventilation for central sleep apnea in systolic heart failure [J]. N Engl J Med,2015,373(12)：1095-1105.

[33] MASA J F,PÉPIN J L,BOREL J C,et al. Obesity hypoventilation syndrome [J]. Eur Respir Rev,2019,28 (151)：180097.